KB149555

증보판
음양감식조절법

만병의 근본적인 예방과 퇴치

陰陽減食 調節法

증보판

음양감식 조절법

李祥文 著

인류역사상 최초로 밝히는
「음양감식 조절법」은,
암, 관절염, 심장병, 고혈압,
위장병, 비만 등
만병을 퇴치합니다.
인간에게는 불치병이란
있을 수 없습니다.

평단문화사

인간에게 불치병이란 있을 수 없습니다.
질병으로 인한 투병생활 자체가 부끄러운 일입니다.

① 이 세상에서 제일 무식한 사람이 누구냐고 묻는다면?

➜ 성인병으로 고생하는 사람들이라고 대답할 것입니다.

왜? 영양학설 고정 관념에 꽁꽁 묶여서 시간과 때를 가리지 않고 먹고 마시기 때문에 성인병이 오는 것입니다.

② 이 세상에서 제일 미련한 사람이 누구냐고 묻는다면?

➜ 각종 소화기(위장병) 질환으로 고생하는 사람들이라고 대답할 것입니다.

왜? 소화기 질환 (위장병)은 음식 주의를 조금만하면 쉽게 나을 수 있기 때문입니다.

③ 이 세상에서 소경이 누구냐고 묻는다면?

➜ 늙어 죽을 때만을 기다리는 노인들이라고 대답할 것입니다.

왜? 인간의 세포는 노화되는 세포가, 젊고 싱싱한 세포로 개선되는 법과 길이 분명히 있는데 그 법과 길을 모르고 가기 때문에 소경이라고 합니다.

④ 이 세상에서 죄가 가장 많은 사람이 누구냐고 묻는다면?

➜ 각종 암, 당뇨병, 동맥 경화증, AIDS, 중풍 기타 각종 질병으로 고생하는 환자들이라고 대답할 것입니다.

왜? 모든 질병이 오는 원인은 과음, 과식, 지나친 음행 또는 음식을 낮과 밤을 분별하지 않고 불규칙하게 먹고 마시기에, 즉 육체의 나라에 기혈 순환 장애를 주는 법과 질서를 위반한 죄를 졌기 때문에 모든 질병이 오기 때문입니다.

66

본 책의 저자 이상문 선생은 30여 년 간 자신의 육체를 도구 삼아 연구한

「음양감식 조절법」으로 수천 명의 환자들을 지도하였으며 불치의 병이라고 일컫는

암 환자만도 1,350여 명을 치료 지도한 경험이 있습니다..

모든 인류가 본 책의 내용대로만 한다면 모든 인류의 병은 자연 치유될 것이며 질병을 가진

모든 외국인이 한국으로 모여들 것이라 생각합니다.

◉ 의사는 본 책을 읽음으로써 참고서가 될 것이며,

◉ 과학자는 풀지 못한 수수께끼를 풀 것이며,

◉ 공부하는 학생은 두뇌가 발달되어 실력이 향상될 것이며,

◉ 모든 인류는 지금보다 더 건강해지며 오래 살 수 있을 것이다.

99

책을 다 보신후 이해가 가지 않는 부분이 있거나 효과가 없으면 「비디오 테입」을 보십시오.

「비디오 테입」을 보고도 효과가 나타나지 않으면 당장 저자에게 찾아와 상담하십시오.

모든 질병은 5일∼15일이면 그 효과가 나타납니다.

── 참·고·사·항 ──

1. 물은 식후 2시간 후부터 다음 식사 2시간 전까지는 마음껏 마신다.

2. 2시간 후에도 물이 먹기 싫을 때는 의무적으로 먹지 말라.

3. 혹, 식후 2시간 후에 물을 먹었는데 기운이 가라앉는 증세가 있을 때는 1시간 후에 마신다.

4. 혹, 식후 2시간 후에 물을 먹었는데 변비가 올 때는 1시간 후에 마신다.

5. 혹, 식후 2시간 후에 물을 먹거나 아침·저녁 두 끼를 조절할 때는 밤낮으로 잠이 많이 오는 수가 있으니 이럴 때는 실컷 잠을 자는 것이 좋다. 잠이 많이 오는 이유는 신경 세포가 피로해 있던터라 음양감식 조절을 하면 모든 신경 세포가 안정 상태가 되는 것이고 2개월 반까지 잠이 오는 경우가 있기 때문이다.

6. 음양감식 조절을 하다보면 처음에는 좋은 효과를 보는 듯했는데 몇 달이 지난 후에 오히려 위산 과다증이 올 때는 3식으로 전과 같이 하면 정상으로 돌아온다

추천사

정 해 관

의학박사

한국 VARIA 생화학연구소 소장
　(단국대학교 외래교수)

　현대는 첨단 과학의 뒷받침으로 모든 인류가 신기에 가까울 정
도로 놀랍고 신비스러울 만큼 발전되어 있다.

　그러나 도시화 및 산업화의 영향으로 각종 현대 성인병과 역학
적으로 알 수 없는 괴이한 질병이 살아 있는 인류의 생명을 위협하
고 있다. 이러한 때에 다분히 병을 고친다는 것이 의학의 발달된 의
술만으로 되는 것은 아니라고 생각된다.

　인류의 살아있는 힘과 생명 과학은 분자 교정학의 기본이며, 필
히 대자연 속에서 조성된다는 중요한 사실도 잊어서는 안 된다고
본다. 자연은 모든 생영(生靈)과 생기(生氣), 그리고 모든 질병에
대한 치유력을 자생시키는 신비한 작용을 제공하고 있다.

　인간과 식물은 이렇게 자연 속에서 동화 작용과 이화 작용을 하
면서 생명체를 유지하고 있는 것이다.

　현대인들 중 약 80%나 되는 많은 사람들이 정신적으로나 육체
적으로 시달림 속에서 생활하고 있다.

이러한 현대인들의 건강 관리를 위하여 여기 이상문 선생은 다년 간에 걸친 연구 끝에, 새로운 철학적 견지에서 역학을 토대로 하여 4차원 이론을 정립하였으며, 이를 뒷받침하여 생체(生體)를 생화학적 기초로 합리화하였고, 자연 의학면에서 분자 교정법을 적용하여 건강 관리와 노화 방지, 그리고 자연 치유력을 증진시켜 주는 이론을 체계화하였다.

　이상문 선생이 이를 「음양감식 조절법」이라는 한 권의 책으로 발감함을 대단히 기쁘게 생각하면서, 건강 관리에 관심이 높은 현대인들에게 건강 장수의 지침서가 될 것을 믿어 의심치 않으며 일독(一讀)을 권해 드리는 바이다.

1993. 12.

추 천 사

최 형 주

한의학 박사

동양 의학에 있어서 기독교의 바이블과 같은 경전인 내경(內經)의 상고 천진론(上古 天眞論)에 다음과 같은 놀라운 이야기가 있다.

황제가 기백 천사에게 질문하기를, 상고(上古) 시대에는 인간이 수백 년을 살았다고 하는데 지금은 어찌하여 반백 년에 늙고 병들어 죽어가느냐고 하니까 천사가 대답하기를 옛사람들은 운기 조신(運氣調身) 하여 자연에 순응하고 생명의 법을 지키며 살았지만 지금 사람들은 자연에 역행하고 생명이 지켜야 할 법을 지키지 못하기 때문에 쉽게 늙고 병들어 일찍 죽는다고 대답했다. 그러므로 지금이라도 운기 조신하고 생명의 법을 지키면 무병 장수할 수 있다는 그들의 대화였다.

최근에 미국의 벤자민 프랭크 박사를 비롯하여 유명한 학자들이 장수하는 비결과 조신법에 대해 언급했는데, 그들 중에 해리 스타인 박사는 2,050년경에 이르면 75%가 200년을 살 수 있을 것이라고 주장했다.

노벨 문학상을 두번 씩이나 받은 미국의 라이너스 폴링 박사는 죽음은 자연에 역행한 것이라고 주장하면서, 육체의 조직은 스스로 재생하며 영원한 존재이다 라고 했다. 런던의 알렉스 콘포드 박사는 인간의 저항력이 10세 정도로 계속 유지한다면 700년간 사는 것은 무난하다고 주장한다. 캘리포니아 대학의 생물학 교수 버나드 스트레라 박사는 어느 날인가 인간은 무한한 생명을 누리고 영원히 살 것이라고 예언했다.

과연 인간은 영원한 생명을 누릴 수가 있을까? 있다면 어떤 방법일까?

이번에 이상문 선생이 쓰신 「음양감식 조절법」에서 음양 원리를 인체에 적용하는 것 중 특히 물에 대한 조절법은 체험적 논리가 정립된 것 같다.

심신의 고달픔과 지독한 공해 시대에 살고 있는 현대인들에게 「음양감식 조절법」의 발간은 대단한 기여라고 생각되며 건강을 위하여 노력하는 강호 제현에게 추천하는 바이다.

1993. 12.

추 천 사

이 우 권

동양 자연 의학 박사, 이학 박사

우주 법칙의 원리에 입각한 음양감식 조절법은 한마디로, 인체를 이루는 약 60조의 세포를 혁신적으로 변화시키고 단식과 금식을 능가하는 가히 놀랍고 새로운 학설이라고 생각한다.

인간은 물 한 모금을 먹더라도 그 즉시 분해 · 소화 · 배설하는 과정을 이루기 위하여 쉴 새 없는 우주의 에너지를 오장 육부에서 필요로 한다. 단식과 금식은 위장(胃腸)이나 각종 소화를 요하는 장기(臟器)에 빼앗기는 우주 에너지를 60조의 세포로 직접 전달시키기 때문에 비정상적인 세포를 정상 세포로 생성, 많은 성인병이나 불치병이 완치 또는 예방이 될 수 있는 것이다.

음양감식 조절법은 바로 이것을 일상 생활에서 쉽게 할 수 있는 요법이라 할 수 있겠다.

또한 이상문 선생님께서 감식을 주장하는 것도 우주의 법칙 가운데서 핵심을 뽑아 자신의 오랜 세월 연구 끝에 굳어진 확신이 확고한 신념으로 된 것으로 안다.

특히 생체학적 · 의학적 그리고 과학적으로 확고한 이론이 뒷받침되고 있는 것에 깊은 찬사를 보낸다.

아무쪼록 현대인들의 정신적 스트레스는 물론 불치병과 성인병의 치료 및 예방에 혁신적인 도움이 될 것을 확신하며 무병 장수의 신념을 가진 많은 사람들에게 일독을 권해 드리는 바이다.

1993. 12.

발간사

    우리에게 주어진 수명이 단지 100년 1세기를 전후한다는 고정관념이 일반화된 오늘날 여기 장수 체질(長壽體質)로 1000년 1세기를 거뜬히 살 수 있는 생명의 법이 존재하고 있었음을 예사롭게 보아 넘겨서는 안 되겠습니다.

    뜻이 있는 곳에 길이 있고 길이 있는 곳엔 생명의 빛이 있습니다. 이러한 빛이 우리에게 진정한 보람을 주며, 이와 같은 보람이 차곡차곡 쌓이면서 탐스런 행복의 열매를 맺어 주는 것입니다.

    건강한 몸과 마음으로 오래오래 행복한 인생을 누리고자 하는 우리 인간의 간절한 소망은 또한 가장 큰 목표이기도 한 것입니다.

    떳떳하고 자랑스러운 이러한 진정한 행복을 내 인생에 접목하려 한다면 여기에는 깊은 지혜와 남다른 용기가 필요합니다.

    행복의 첫걸음은 먼저, 뜻을 세우고 그 뜻에 따라 목표를 정하고 나아갈 때 비로소 내것이 되는 것입니다.

    또한, 뜻은 의지이기도 한 것이어서 의지를 가진 삶, 이러한 참 삶을 살고자 함에는 그에 걸맞는 참된 의지와 용기가 절대적이라 아니할 수 없습니다.

 재물을 얻기 위해, 권력을 잡기 위해 눈에, 목에 보기에도 민망한 핏발을 세워가며 이웃을 짓밟고, 때로는 철면피한 일들을 서슴치 않으면서 한 뼘도 안 되는 심장의 욕망을 채우려 혹은 명예를 쟁취하려 어리석은 만용을 부리면서도 「100년 1세기를 살다 가거라」라고 하는 소위 천수(天壽)에 대해서는 어찌 그리도 고분고분하신지 …….

 인류 역사 이래 어느 한 사람 100년 1세기의 천수(天壽)를 깨어 보려고, 즉 100년을 전후한 이런 체념된 천수에 감히 도전해 보려는 의지와 용기를 어느 누구 엄두도 내지 못하고 있는 한심스런 낭비적인 삶이 반복되고 있었음을 깊이 반성해야 하겠습니다.

 생의 가치는 향락에 있지 않고 창조에 있다고 한 진리를 마음 속 깊이 새겨야 하겠습니다.

 독자 여러분, 모름지기 사람은 만물(萬物)의 영장(靈長)이요, 독생자(獨生者)요, 천상천하 유아독존(天上天下唯我獨尊)이라 했습니다.

 이렇듯 소중하게, 유일하게 생명의 빛을 얻어 이 세상을 섭렵함에 도저히 한시적(限時的)일 수만은 결코 없다는 존귀한 인생임을 자각하고 생명의 법학자가 되어 창조에 의미가 있는 생의 가치를 충분히 그리고 넉넉하게 삶이라는 시간 대(帶)의 폭을 넓혀 놓고 진정으로 유유 자적할 수 있는 삶을 만끽하도록 법도(法道)에 따른 음식의 섭생에 진력하기를 권하는 바입니다.

원래 우리 인류는 생명의 개체인자(個體因子) 속에 만병 통치의 놀라운 치유 능력의 인자(因子)가 숨겨져 있었음에도 불구하고 이를 끄집어내어 사용할 생각은 아예 덮어 두고 현실에 나타나는 질환의 결과에만 매달려 온통 낭비투성이의 치병책만을 고집하고 있는 현실을 개탄치 않을 수 없습니다.

따라서 온갖 질병의 고통과 노화와 100년 내외라는 체념된 천수(天壽)에 그저 묵묵 부답, 그렇게도 어렵게 또한 그 많은 시간과 돈을 들여 갈고 닦은 학문과, 기술과, 경험의 경륜들을 아무런 이론적인 근거도 정립되지 않은 100년이란 천수(天壽)의 미로에서 한낱 한 줌의 재로, 흙으로 인생을 포기한다는 것은 생명의 존엄에 대한 반역이요, 무지에서 오는 비굴인 것입니다.

비록 철학에서, 연륜에서, 학식에서 보잘것없는 필자 이상문은 50억 전세계 인류를 대표하여 100년 1세기의 허구에 찬 천수(天壽)의 탈바가지를 과감히 깨뜨리고자 여기 도전장을 띄워 보는 것입니다.

한낱 뜬구름에 불과한 돈, 권력, 명예를 쟁취하려는 구차스런 용기와 만용에 한 발 앞서 삶의 의미를 보다 폭넓게 잡아보는 진정한 용기를 가져보시기 바랍니다.

천동설만 굳게 믿고 있던 16세기 코페르니쿠스가 주장했던 지동설을 이태리 천문학자 갈릴레오가 구체적으로 증명하고 나오자 당시 이를 믿으려는 용기와 뜻있는 사람은 아무도 없었습니다.

오히려 커다란 박해만이 그에게 주어졌던 것입니다. 당시 갈릴레오는 오늘날과 같은 발달된 과학의 힘으로 지구를 돌아본 것도 아니고, 인공 위성으로 자전(自轉)을 확인한 사실도 없이 스스로 깊은 천문(天文)의 이치를 깨닫고 난 후 시대를 훨씬 앞지른 지혜와 용기를 우리에게 보여준 것입니다.

필자 역시 어떤 권위의 손상에서 야기되거나, 아니면 혹은 어떤 이익 집단의 과다 소유욕에 의한 방해에서 오는 있을지도 모를 박해에 대해 갈릴레오의 도덕성을 따르기로 굳게 마음 가다듬고 있습니다.

나의 한 목숨 시험대에 올려 놓을 각오도 되어 있습니다.

일찍이 가난의 고독한 시련과 배고픔의 쓰라린 과거의 고통 속에서 만난(萬難)의 인고를 겪으면서 춘하 추동 사계절 24절기의 천후(天候)의 변화에 따른 인체내 기혈 순환(氣血循環)의 내면의 세계에서 꿈틀거리고 있는 생명의 법을 필자는 깨닫게 되었습니다.

우리 인체의 세포 조직은 질서와 약속을 함축하고 있는 생명의 법도(法道)에 그대로 충실히 따라 줄 수만 있다면 1000년 1세기, 더 나아가 영원 1세기를 지탱해 줄 수 있는 능력의 유전 인자를 갖고 있는 경천 동지(驚天動地)의 식이법임을 스스로 체험할 수 있을 것입니다.

이러한 음양감식 조절법(陰陽減食調節法)을 터득한 필자는 50

억 인류에 대한 오직 내 한 몸 밀알이 되겠다는 용기를 갖고 여기 이론서를 내놓게 되었습니다.

끝으로 이 책을 출판함에 전폭적인 성원과 지원을 아끼지 않은 평단문화사 최석두 사장님과 직원 여러분들께 깊이 감사를 드립니다.

1993. 12.
이 상 문

서 문

지금으로부터 전개하는 음양감식 조절법 이론은 지구촌에서는 본인 한 사람이요, 인류 역사가 시작된 이래 최초로 공개되는 이론이므로 현재 우리가 알고 있는 상식이라든가 혹은 의학적으로나 영양학적으로 생각했을 때 너무나 상반되는 이론인지라 아연해할 분도 없지 않을 것으로 생각합니다.

그렇지만 현대 의학이나 영양학적으로 보아 상반되는 이론 같으면서도 한편으론 쉽게 이해가 될 것이며, 또 실제로 이 법(法)에 맞추어 식사를 해보시면 무릎을 탁 칠 정도로 틀림이 없다는 것을 즉시 느낄 수 있을 것입니다.

필자인 본인 이상문은 명문 대학을 나온 사람도 아니요, 사회의 저명 인사도 물론 아닙니다.

암울했던 1930년대 말 어수선했던 이 나라의 어려운 시절에 빈농의 아들로 태어나 공부도 못했고 객지에서 전전하던 중, 지금으로부터 30년 전 그러니까 내 나이 24세 되던 해 어떤 기인(奇人)을 만나 2월 24일부터 음양감식 조절법(陰陽減食調節法)에 입문하게 되었던 것입니다.

무지(無知)와 무리(無理)가 한 타령으로 어울린 법도(法道)가 없는 금식과 단식의 고행을 되풀이하다 보니 때로는 너무나 굶주려서 죽음의 경지에까지 이르른 적도 한두 번이 아니었습니다.

그때마다 스스로를 채찍하며 생존의 명분과 신념을 갖기 위해 「너는 네 나라를 위해, 네 민족을 위해, 나아가 인류를 위해 무엇을 남겨야 하지 않겠느냐」하는 끊임없는 반문 속에서 살신 성인의 홍익 정신으로 마음을 다그치면서 생명의 세포에 기(氣)를 불어넣어 희망과 활기를 되찾곤 하였습니다.

이러한 반복되는 고행과 수련의 과정 속에서 드디어 음양감식 조절법을 깨닫게 되었습니다.

즉 사계절의 변화에 따른 인체가 적응하는 변화라든가, 맑은 날, 흐린 날, 비오는 날, 바람부는 날 또는 아침과 낮, 저녁과 밤 등의 음양 순행(陰陽循行)이 인체에 미치는 영향과 원리를 깨닫게 된 것입니다.

그 후 많은 고통 속에서 헤매는 환자들을 음양감식 조절법으로 지도함으로써 실제의 경륜을 쌓았고 현대 양·한방(洋漢方) 의학계에서 크게 눈을 뜨지 못한 인체 내에 잠재한 자연 치유의 능력을 환자 개개인의 특유의 상황에 따라 나름대로 끄집어낼 수 있는 분별력도 갖게 되었습니다.

때로는 중증 환자들 중에서, 원심력의 원리에서 보는 바와 같이 잠재해 있는 자체 치유 능력을 끌어낼 기력이 쇠진되었거나, 혹은 환자를 살리기 위한 일념에서 주사 및 과다한 약물 투여로 인해 완전히 나사가 풀린 중환자들을 위해 음양(陰陽)의 실조(失調)를 보(補)하려고 약을 병행하다 보니 면허가 없는 사람이 약을 쓴다고 돌팔이 의사로 낙인 찍혀, 듣기에도 어마어마한 보건 범죄에 관한 특별 조치법, 또는 약사법에 저촉된다는 미명으로 벌금도 물었고 징역 생활도 하였습니다.

생명을, 고통을 구원해 보려는 의계(醫界)의 현인에게 대한 어떤 한계성을 느낀 졸장부의 얄팍한 시기와 질투심 때문이었습니다.

이렇듯 이 사회에서 아직 보잘것없는 사람입니다만, 그러나 명문 대학을 나온 면허있는 의사나 저명 인사는 못 되더라도 나름대로 인류를 위해 하나의 희생양이 되었다고 자부하고 싶습니다.

왜냐하면 지금부터 전개하는 이론을 필자가 직접 체험을 통하여 깨달았고 또한 이미 질병으로부터 고통을 당하던 많은 사람들에게 좋은 결과를 가져다 주었기 때문입니다.

지금부터 한장한장 새로운 이론을 대하실 때 마음을 비우고 읽고 또한 실천을 해보면서 생산적인 인생을 창조하시기 바랍니다.

제1장 | 음(陰)과 양(陽)

제3장 | 삶의 올바른 자세

제4장 | 질병과 실제

제3절 · 질환별 음식 조절 방법

제5장| 총괄편

제6장

제
1
장

음(陰)과 양(陽)

제1절 · 생명의 법

①

생명의 법(法)이란 무엇인가?

"살기 위해 먹느냐, 먹기 위해 사느냐"라고 물으면 누구나 "살기 위해 먹는다"라고 쾌히 답할 것입니다.

그러면 살기 위해 맛있고 영양 많은 음식을 먹고 마시는데 왜 우리의 육체는 100년도 못 되는 기간 내에 어김없이 늙고 병들어 결국은 죽음을 맞이해야만 하는지?

더군다나 70 혹은 80세에 도달한 사람은 으레 "이젠 죽어야지, 더 살면 뭣해" "이젠 살 만큼 살았으니……" 하며 마치 100년 내외가 아주 당연한 천수(天壽)인 양 아예 체념해 버리고 맙니다.

살기 위해 먹고 마신다면 응당 육체는 백 년이고 천 년이고 늙거나 병들지 않아야 하는데 현실은 그와 달리 80에서 100년 정도가 고작일 뿐입니다.

마치 자살하려는 특공대로 이 세상에 태어난 것처럼 마구 먹고 마시는 무법자의 길을 지혜와 슬기로 벗어나야 하겠습니다.

광대 무변의 우주 속에서 100년이란 삶은 차라리 무의미에 가까울 만큼 순식간에 왔다가 가는 찰나에 지나지 않을 뿐입니다.

누구나 할 것 없이 그저 한탄이나 하고 또 마음속으로 수없이 '짧은 인생' '허망한 인생' '어디서 왔다가 어디로 가는지도 모르는 인생' '한 줌의 흙으로 돌아가는 인생' 하는 말들을 되뇌입니다. 이같은 한계의 벽에 부닥친 하소연 끝에 때로는 종교에 귀의해서 내세(來世)라든지 혹은 환생이라는 가냘픈 위안에 마음을 달래기도 합니다.

인간의 한계 수명이 80년에서 120년 사이라는 두터운 고정관념에 매여 아예 체념한 채, 고고성(呱呱聲)을 울리면서 탄생한 직후부터 삶의 이정표를 죽음의 방향으로 세워 두고서 그저 안주하고 살아가고 있을 뿐입니다.

인생은 하느님이, 부처님이 한 번 훅 불면 어디론지 날아가 버릴 찰나의 짧은 순간에 지나지 않습니다. 그러므로 '순간을 영원으로'라는 신념 아래 두터운 고정 관념을 깨는 용기와 지혜를 가져야겠습니다.

즉, 살기 위해 먹으면서 진정으로 살기 위한 삶 자체를 각기 자기 것으로 가져야만 하겠습니다.

그래서 일단 이정표를 삶의 방향인 장수(長壽) 쪽으로 세워 놓고, 먹고 마시는 육체 보존의 근원이 되는 행위를 아련하게

만 생각하지 말고 구체적으로 실행해 보자는 데 이 글의 뜻이
있습니다.

유일성(唯一性)이고 일회성(一回性)인 우리의 생명, 다시
말해 두 번씩 있을 수 없고 또한 두 개를 가질 수 없는 우리의
생명일진대 값지고 소중하게 지켜 나가야겠습니다.

❷
시공을 초월할 수 있는 인류의 미래향

　　인도에서 유래한 요가를 하든, 다른 어떤 단(丹)으로 훈련을 쌓든, 또는 헬스클럽이다, 에어로빅이다, 그 어떤 출중한 건강법의 훈련을 하든 80세가 넘으면 인간의 육체는 노화라고 하는 수레바퀴의 굴렁쇠에서 신출 귀몰(神出鬼沒)의 도깨비 방망이를 쓴다 해도 벗어날 길이 없음을 여러분들은 잘 알고 있을 것입니다.

　　그리고 이러한 늙음은 누구나 어쩔 수 없는 천륜지대사(天倫之大事)임을 모두 다 알고, 아무도 설령 흉악한 무법자나, 돈으로 둘둘 감은 사람이나, 하느님의 아들, 부처님의 아들, 그 어느 누구일지라도 늙음을 거역하거나 반기를 든 사람은 인류 역사상 아무도 없었음을 분명히 알고 있을 것입니다.

　　그래서 50억 인류를 감히 대표한다고 자신있게 말할 수 있는 필자는 이러한 거역할 수 없는 100년 내외의 인간의 천수를 새로운 시각으로 볼 수 있고, 또 행함으로써 실제로 느낄 수 있는 젊음의 육체와 기분과 그리고 체질의 변화를 직접 체험할 수 있는 생명의 법이 확실히 존재하고 있음을 재삼 천명하는 바입니다.

이렇듯 거역할 수 없는 늙음의 행진은 알고 보면 먹고 마시는 그렇게도 간단하고 단순한 방법의 변경만으로도 억제할 수 있음에도 불구하고, 그동안 그 많은 돈과 경륜을 들여서도 발견하지 못했습니다.

동물에 그리고 우리 인간의 육체에 직접 실험을 해도 현대 의학과 과학의 힘으로 그 수수께끼는 간단히 풀 수 있을 것입니다. 이러한 불로초와 만병통치약은 바로 우리 자신의 몸속에 깊숙히 숨어 있는 인자(因子)에 내재하고 있음을 만천하에 밝힙니다.

그것은 바로 생명의 법이라고 하는 식사 규범에 맞춘 음양 감식 조절법으로서, 우리는 그 찬란하고 명예로운 인자의 진가를, 그 위대한 경이로움을 올바르게 바라볼 수 있게 되었고, 그 잠재된 무궁한 힘에 의하여 우리 인체의 거역할 수 없었던 노화의 행진은 이제 멈추게 되었습니다.

또한 인류의 축적된 많은 경륜과 경험과 눈부신 첨단 과학의 응집은 우리 인류가 오래오래 존속할 수 있도록 이 세상을 더욱 더 넓고, 평화롭고, 건강하고, 풍요롭게 만들어 줄 것입니다.

시(時)와 공(空)을 초월할 수 있는 우리 인류의 앞날은 이제 육체가 존속되지 않은 무형의 영(靈)으로서가 아니라 영(靈)과 함께 육체가 있는 새로운 실체의 영(靈)으로서 우주를 섭렵할 수 있는 시대를 맞았다고 보아야 하겠습니다.

이제 천 년, 만 년 거리에 있는 다른 우주를 다녀올 수 있는 삶과 생명의 여유를 충분히 누릴 생명의 법이 있고, 초강대국 미·소(美·蘇)가 경쟁 시절에 쌓아 올렸던 우주 과학의 축적된 기술이 지금 이 지구상에 존재하고 있으며 핵 에너지는 점차 평화적인 힘이 될 것입니다. 21세기에는 100년 만에 흙으로 돌아가던 인류의 수많은 지혜가 젊음을 그대로 유지한 채 한데 모여 무한동력원(無限動力源)을 탄생시킬 것입니다.

따라서 그러한 현실이 목전에 있는 상황에서 우리 온 인류는 새로운 생의 의미와 설계를 해야 할 것입니다.

❸

유일성(唯一性)이고 일회성(一回性)인 소중한 생명의 경이

삶을 지탱하는 육체를 오래도록 보존하기 위해서는 반드시 생명의 법을 지켜야만 하겠습니다.

건전한 신체를 보존하기 위해 가장 중요한 것은 음식을 조절해야 하며, 여기에서 절대적으로 지켜야 할 것은 물과 밥을 엄격히 구분해서 먹는 습관을 생활화하는 일입니다.

맛있고 영양 많은 음식을 먹는데도 인간은 백 년도 못 가 늙고 병들어 마침내는 죽습니다.

오늘날의 음식 문화는 살기 위해 먹는 것이 아니라 단순히 80여 년 먹기 위해 살다가 죽는, 이미 사형 선고를 받아 놓고 집행만을 기다리는 한시적인 삶을 유지시키는 데 불과한 것입니다.

인류 역사가 시작된 이래 이렇게 아주 당연한 것처럼 인식이 되어 버린 백 년 1세기의 삶과 죽음의 업보, 더욱 아연한 것은 아무런 저항도, 수정도 없이 그대로 이어져 내려오고 있는, 액체와 고체 음식을 동시다발적으로 마구 먹는 음식 문화입니다.

건강한 사회를 위해 온갖 생활 규범 속에서 법을 존중하며 살아가고 있듯이, 우리는 건전한 육체 보존에 직결되는 생명의 법인 식사 규범을 존중해서 생기발랄한 삶이 오래오래 지탱되도록 기혈(氣血)을 잘 순환시켜야만 하겠습니다.

그러기 위해서는 온갖 맛의 유혹으로부터 참을 수 있는 노력이 필요합니다.

진정한 생의 가치가 창조에 있듯이 이러한 창조를 하기 위한 삶에는 역경과 고뇌가 따르기 마련입니다. 역경을 헤쳐 나가기 위해서는 끊임없는 채찍으로 스스로를 이겨 내고 또한 자신을 가져야 합니다. 긍정적인 자아관을 갖고 능동적이고, 적극적이고 또한 진취적으로 삶을 운영할 때 진정한 인생의 가치가 창조되는 것입니다.

100년 1세기에 불과한 생이라면 차라리 이러한 긍정적인 자아관을 가지려는 노력은 격에 맞지 않는 사치인지도 모릅니다. 그럴 바에야 차라리 둥글둥글 살다가 가는 게 어쩌면 격에 맞는 일인지도 모르겠습니다. 생에 있어서 1000년 1세기를 넘보려는 것을 과분한 욕심으로만 보아서는 안 됩니다.

유일하면서도 일회적인 이 소중한 생명의 경이를 엄숙히 받아들여야 합니다.

지식과 경험을 축적하면서 생의 예행 연습으로 살았던 100

년의 삶을 전반전(前半戰)으로 생각하고, 장구한 후반전의 삶을 보다 진지하게 설계하시기 바랍니다.

　그러기 위해서는 먼저 미각의 유혹으로부터 과감히 벗어나야만 한다는 것을 다시 한번 강조합니다.

　연극을 하던 생의 무대의 장(章)은 바뀌었고, 이제 후반의 생에 있어서 실제적 상황의 연출을 위한 각본에 충실을 기해 볼 필요가 있다고 생각지 않으십니까.

❹
인생은 단편 소설이 아닌 장편 소설

음식의 취합(聚合)과 인간의 생명 간에 얼마나 심원하고 오묘한 함수 관계가 있는지를 모르고 살아온 인류의 무지로 말미암아, 생명의 탄생과 더불어 100년 1세기라는 한시적인 삶을 하나의 업(業)으로 여기고 살아온 것이 사실입니다.

그러나 우리 인간은 장구한 세월을 향유하도록 이미 육체가 조율되어져 있다는 사실을 까마득히 잊고 있습니다.

질병에 강력히 대처할 수 있는 자연 치유 능력의 인자(因子)가 장전(裝塡)된 상태에서 생명의 빛을 받아 잉태한 조물주의 의지를 여지없이 망각한 채 그저 미로에서 헤매고 있는 것입니다.

다시 말해 각자가 스스로 옥체 보존을 지상 명령으로 받들어 당연히 부여받은 생명의 존엄에 대한 권리와 의무를 지고한 책무로 느껴야만 합니다.

생명의 법에서 의무를 저버리지 않을 때 더불어 사는 이 사회는 더더욱 신실(信實)한 환희와 화평이 넘쳐흐를 것입니다.

즉 생명의 법 속에서 성실히 규범을 준수하노라면 화통한 기혈 순환(氣血循環)은 자연히 향상되고 노화의 방향을 향해 잘 먹고 마실수록 퇴행되어져만 가던 우리의 육체는 생성 세포로 반전하여 회춘의 '하이웨이'에 들어설 것입니다. 나아가 얄팍한 욕심과 시기 및 질투의 질곡에서 벗어나 대도(大道)의 행로에 나설 수 있는 참인생을 확실히 가지게 될 것입니다.

거듭 말하거니와 음(陰)과 양(陽)의 실조(失調)를 막아 주는 생명의 법은 인체 내에 잠재해 있는 질병에 대한 저항력과 자연 치유 능력을 끌어내어 건강을 유지시키고 불치의 병을 다스릴 것입니다.

따라서 우리 인간은 유구한 세월 속에 피동적으로 답습한 노화를 자초하는 음식 문화를 새로운 방향에서 재정립하여 예방 의학이란 입체적이고도 복합적인 처방을 창출함으로써 간단히 3막 4장의 제1부로 끝나던 삶의 무대가 좀더 화려한 제2부, 아니 더 나아가 제3부, 제4부로까지 그 맥을 이어 나갈 수 있을 것입니다.

그동안, 생명의 법 측면에서 바라볼 때 인생 70은 아직 유년기에 불과한데도 겨우 70년을 살고 나서는 양로원이다, 노인정이다 하며 마치 초가을의 낙엽처럼 뒹굴면서 그렇게 간단히 삶을 체념했습니다. 그리고 그것을 마치 사과나무에서 사과가 떨어지는 것처럼 자연스런 현상으로 받아들였습니다.

그것은 무능 내지는 자학입니다. 아니 생명의 탄생이라고 하는 지고한 사명에 대한 반역인 것입니다.

인간 사회가 법을 존중하며 법의 정의를 구현하는 가운데 적절한 구속력과 더불어 질서와 기강이 세워지듯 인간의 생명 또한 음식의 섭생 과정에서 음양감식 조절법이라고 하는 다소의 억제력이 가일수(加一手)됨으로써 비로소 질서와 기강이 잡히고 음양(陰陽)의 조화 속에서 체력 증진은 물론 자연 치유 능력이 마음껏 발휘되어 무병 장수할 수 있게 될 것입니다.

❺

상대성(相對性) 원리가 곧 음양(陰陽)

　우주의 삼라 만상, 나아가 시간과 공간마저도 서로 밀접하게 연결되고 또한 상호 의존적이라고 하는 상대성의 이치가 우주 변화의 근본을 이루고 있듯이, 음양(陰陽) 역시 우주 만물의 생성, 소멸 등 자연계와 인간 사회의 모든 현상을 망라해서 설명하고 있습니다.

　즉 낮이 있으면 밤이 있고, 불이 있으면 물이 있고, 단것이 있으면 쓴것이 있고, 긴것이 있으면 짧은것이 있고, 강한것이 있으면 약한것이 있고, 삶이 있으면 죽음이 있습니다.

　또, 사람이 태어나서 죽는 법이 있으면 영원히 사는 법도 있는 것입니다.

　이렇듯 영원히 살기 위해서는 음양의 이치, 즉 상대성의 이치로써 서로 물고 물리는 광대 무변의 우주 공간 속에서 단 하나의 소우주(小宇宙)로 축조된 오묘한 인간의 육체를 어떠한 규범으로 다스리느냐 하는 데 지혜를 모아야 하겠습니다.

생명의 법 내에서 음과 양의 이기(二氣)가 조화롭게 순행 (循行)하도록 먹을 때와 굶을 때를 엄격하게 구분함으로써 새로운 세포가 활기차게 생성되며, 고작 100년 내외의 한시적이었던 천수의 벽을 뛰어넘어 1,000년 1세기를 가볍게 노니적거릴 수 있는 활력을 창출하게 될 것입니다.

다시 말해 죽음의 필연성이 있으면 삶의 필연성도 있어야만 하는 이치인지라, 생명의 법인 음양감식 조절법을 수련함으로써 퇴행해 가는 인체 세포를 개선하여 장수 체질로 전환하는 것입니다. 이것이 바로 영법(永法)이요, 불로장생법(不老長生法)인 것입니다.

제2절 · 4단계의 체질

❶

사람의 체질은 차원별로 4단계로 구분된다

사람의 체질은 차원별(次元別)로 구분하여 4단계로 분류할 수가 있습니다.

첫째, 1차원의 형성 체질(形成體質). 이것은 어머니 뱃속인 모태 안에서 형성되는 체질을 말합니다.

둘째, 2차원의 발육 체질(發育體質). 이것은 어머니 품속에서 젖을 먹으며 발육되는 체질을 말합니다.

셋째, 3차원의 성장 체질(成長體質). 이것은 우리 인체가 성인으로 성장하는 체질을 말하는 것으로 일반 성인 모두를 말하는 것입니다.

넷째, 4차원의 영장 체질(永長體質). 이것은 죽지 않고 영원히 살 수 있는 장생 체질(長生體質)을 말하는 것으로서, 음양감식 조절법을 통하여 새로운 세포 조직의 발육으로 부족한 영양은 체내에서 자연 생산되고 더불어 자연 치유의 능력이 강화됨으로써 생산 체질(生産體質)로 개선된다는 것입니다.

각 체질의 차원별 능력을 구분하여 살펴보자면 1차원 체질인 모태 안에서는 2차원 체질인 젖 먹는 생활의 발육 체질을 상상할 수가 없으며, 2차원 체질인 젖 먹는 유아가 3차원 체질인 성인 음식을 먹는 생활의 성장 체질 역시 상상하기 힘든 일입니다. 마찬가지로 3차원 체질인 성인으로서의 우리들 자신은, 즉 24세부터 80세까지의 우리 인간은 4차원 체질인 기음식(氣飮食)을 먹는 장생 체질을 상상하기란 아마도 불가능하리라는 생각이 듭니다.

따라서 4차원 체질계인 4차원 세계를 인간이 죽고 난 뒤의 사후 세계로만 결부시켜 역설하는 것이 오늘날 학계에서의 일반적인 정의요, 모든 종교계의 강론(講論)이며, 모든 사람의 보편적인 인식인 것입니다.

그러나 필자는 오랫동안 음양감식 조절법에 따라 신체 음양의 변화에 맞추어 물과 밥을 완전히 구분하여 먹으면서 단계별로 음식의 섭취량을 감식하고 조절, 수련하여 얻어진 체험을 통해 3차원 체질인 우리 인간에게 4차원의 장생 체질로 체질을 개선하는 영법(永法)이 분명히 존재한다는 확고한 신념을 갖게 되었습니다.

1차원에서 4차원에 이르기까지 차원별로 체질을 개선하는 법은 오직 음식 조절로써만이 가능하며 특히 4차원의 장생 체질로 개선하는 데는 오직 음양감식 조절법의 연단(鍊鍛)을 쌓아야만이 이루어질 수 있습니다.

즉, 1차원 체질인 태아가 엄마가 기도를 한다고 2차원 체질인 발육 체질이 될 수 없고, 2차원 체질이 모유를 먹으며 신체가 발육한 후 무조건 운동만 한다고 3차원 체질인 성장 체질이 될 수 없으며, 3차원 체질이 성인 음식을 먹으며 성장한 연후에 깊은 산 속에서 도를 닦는다고 4차원 체질인 장생 체질이 될 수가 없는 것입니다.

오직 적당한 연령과 때를 맞추어 그에 합당한 음식을 먹음으로써 발육, 성장하여 성인이 될 수 있는 것이며, 법도(法道)에 따른 신비한 음양감식 조절법을 통해 체질을 개선해야만 4차원 체질인 영장(永長) 체질이 될 수 있는 것입니다.

따라서 우리 인간의 육체는 23세까지는 모든 신체 조직이 발육하고 성장하기 때문에 이 시기까지는 성장에 필요한 필수영양을 고루 섭취하는 영양학설이 필요하지만, 24세부터는 장생 체질로 체질을 개선하기 위해서 영양학설은 일단 무시하고 생명의 법도(法道)에 따른 음양감식 조절로써 음식을 먹을 시간과 먹지 않고 굶을 시간을 철저히 지켜야만 합니다.

이처럼 음양에 맞추어 물과 음식을 엄격히 구분함으로써 단계별로 일정한 분량을 감식 조절하면 인체에 부족되는 필수영양은 체내의 자체 능력으로 생산되게 되어 시공(時空)을 초월할 수 있는 4차원 체질의 육체를 보존할 수 있게 되는 것입니다.

❷
차원별(次元別)로 분석한 체질의
수명과 그 변화

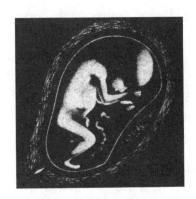

1차원 체질은 어머니 뱃속인
모태 안에서 형성되며,
체질 수명상 10개월 이상은
더 살 수 없으므로 이 기간을
10개월 1세기라 할 수 있고,

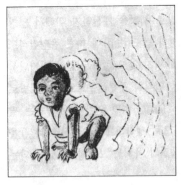

2차원 체질은 젖을 먹고
발육하며 체질 수명상
10년을 1세기라 할 수 있으며,

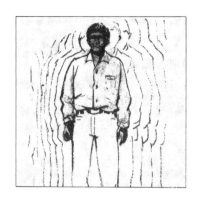

3차원 체질은 영양 음식을
먹고 성장하며
체질 수명상 100년을
1세기라 할 수 있습니다.

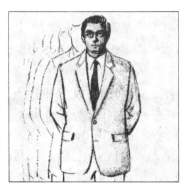

다음으로 4차원 체질은
기를 마시고 장수할 수 있으며
체질 수명상 1,000년을 1세기라
할 수 있습니다.
나아가서는 영원 1세기가
될 수 있는 영장 체질로
될 수도 있습니다.

※참고 : 우리가 쓰는 1세기는 100년이지만 여기에서 '10개월 1세기' '10년 1세기'
'100년 1세기' '1,000년 1세기'는 이해하기 쉽도록 붙인 말입니다.

(1) 1차원 체질

1차원 체질인 태아는 모태 안에서 형성기의 10개월을 더 살지 않고 세상에 나옵니다. 그리고 그때부터 젖을 먹는 2차원 체질의 발육기에 들어서게 됩니다.

만약 운명의 심술로 모태 안에서 죽는다면 체질 수명은 1차원 체질로서 생명의 빛은 사라지는 것입니다.

(2) 2차원 체질

2차원 체질인 젖 먹는 유아가 계속 젖만 먹는다면 발육기의 10년을 더 살지 못할 것입니다. 왜냐하면 2차원 체질인 유아는 젖만 먹는 체질의 한계가 6개월이기 때문입니다.

즉, 2차원 체질인 유아는 6개월까지는 젖만 먹어도 발육이 잘 되므로 다른 어떤 영양식을 먹지 않아도 발육이 정상적으로 잘 되는 것입니다.

젖 먹는 기간인 6개월이 지나고부터는 이유식과 성인 음식으로 조금씩 바꾸면서 음식을 조절해야만 3차원 체질로 개선되어 신체가 균형있고 튼튼하게 성장하여 100년 1세기를 살 수 있습니다.

만약 2차원 체질의 유아가 3차원 체질로 개선하는 음식 조절법을 모르고 젖만 먹고 살 수 있다고 생각하여 6개월이 지난 후에도 젖만 계속 먹게 되면 아무리 영양 많은 젖이라 해도 많이 먹으면 먹을수록 오히려 발육은 퇴행하고 성장은 감퇴하여 점점 약질(弱質)로 변해 허약하게 될 것입니다.

이렇게 2차원 체질의 젖 먹는 유아가 6, 7세까지 계속 6개월 이전의 주식인 젖을 먹게 되면, 아마도 걸음마 한 번 제대로 하지 못하고 영양 실조로 인해 체질은 퇴행하며, 피부는 쭈글쭈글한 명주옷을 입은 듯 거칠어지고, 나아가 병에 대한 면역이나 저항력이 급속히 떨어져 각종 질병이 발병하면서 10세 이상 더 살지 못하고 말 것입니다.

그래서 2차원 체질의 젖만 먹고 살 수 있는 체질 수명을 10년 1세기라 하는 것입니다.

(3) 3차원 체질

3차원 체질인 오늘날의 우리 성인은 영생(永生)할 수 있는 4차원 체질로 개선하는 음양감식 조절법을 전혀 모르기 때문에 영양식에만 몰두해 먹고 마시는 식생활을 추구하다 보니 소위 천수라 믿는 3차원 체질 수명인 100세를 더 살지 못하고 거의가 일생을 마치게 됩니다.

즉, 우리 인간이 태어나 23세까지는 세포가 발달하고 생성, 촉진되어 성장하지만 24세 이후부터는 영양 음식을 아무리 잘 먹어도 세포는 노화하고 체력은 점점 약해져 노쇠 현상이 일어나게 되는 것입니다.

그러나 24세부터는 생명의 법인 음양감식 조절로써 인체 세포를 영장 체질로 개선하면 생명의 신비를 새로운 시각으로 바라볼 수 있는 4차원 체질을 갖추게 되어 1000년 1세기 동안 젊음을 유지한 채 건강하게 살 수 있습니다.

그러므로 이같은 신비한 기적에 의심과 의문만 가지지 말고 음양감식 조절법으로 연단을 쌓아 직접 체험을 해 보면 틀림없이 장수할 수 있는 가능성을 체험하게 될 것입니다.

　문은 두드리는 자에게만 열리는 법입니다. 결단이나 결행을 하는 데 어려움이 따르기는 하겠지만, 장구(長久)한 인생에 있어서 마땅히, 그리고 반드시 통과해야 할 고통쯤으로 가벼이 생각하고 여유로운 마음가짐으로 23세까지의 식생활 습관을 과감히 버려야 하겠습니다.

　과다한 영양 공급이 초래하는 노화와 만성 질환 같은 장애를 극복할 수 있는 분명한 길이 있음을 필자의 확언만으로 감지하기가 어렵다면 책의 말미에 언급한 학계의 동물 실험이 성사가 되어 공인될 기회도 가질 수 있으리라 생각합니다.

❸

인간은 체질 개선을 세 번 해야
장생(長生)의 길에

　사람은 세상에 태어나 체질 개선을 세 번 해야 4차원의 완전한 장수 체질의 인간이 될 수 있습니다.

　그러나 오늘날 우리 인간은 자연 환경의 변화에 일말의 회의도 품지 않은 채 우리의 체질을 그저 피동적으로 두 번밖에 개선하지 않기 때문에 노화를 방지하지 못하여 늙어 갑니다. 또한 이미 인체 내에 잠재하고 있는 뛰어난 자연 치유 능력의 유전 인자를 갖고 있음에도 불구하고 우매한 음식 섭생의 소치로 주어져 있는 능력을 감퇴시키고 늙고 병들어 마침내 죽음의 망각 세계로 빠져들고 있습니다.

　우리 인체는 자연적으로 이루어지는 두 번의 체질 개선을 한 후 음양감식 조절법으로 체질을 세 번 개선하면 4차원의 장수 체질로 완전히 인체의 세포가 조율되어 생명의 법을 준수하는 데 조금도 부자연스러움을 느끼지 않은 채 영원히 장생할 수 있을 것입니다.

그러면 체질 개선을 세 번 하는 음식의 변화 과정을 먼저 알아 보기로 하겠습니다.

처음 체질을 개선하면, 액체 음식인 젖을 먹는 체질이 됩니다.

두 번째 체질을 개선하면, 일반 음식인 고체 음식을 먹는 체질이 됩니다.

세 번째 체질을 개선하면, 음식을 점차 감식 조절하면서 나중에는 극히 적은 양의 소식을 하게 됨으로써 신체 활명(身體活命)에 필요한 필수 영양분을 체내에서 자력으로 자체 조달하는 생산 능력을 배양시켜 기체 음식(氣食:공기)을 먹게 되는 자력 생산 체질로 개선되어 장생(長生)의 길에 들어서게 됩니다.

이렇게 우리 인간은 음양감식 조절법을 통하여 모든 영양분을 체내에서 자체 생산하는 생산 체질로 변화되어 장생 체질로 세포가 일단 조율되면 장생할 수 있습니다. 그럼에도 이것을 전혀 모르고 그저 두 번째 개선된 체질을 그대로 둔 채 영양 섭취만 고루 잘하면 건강 장수할 수 있다고 믿고 있을 뿐만 아니라 기껏 100세의 천수(天壽)라도 누리면 오히려 황송하게 생각할 정도로 우매하여 아예 태어나자마자 이정표를 죽음의 방향으로 세워 두고 삶을 시작하고 있는 것입니다.

따라서 신체 음양에 맞추어 생명의 빛을 영원히 살리기 위해 세 번째의 체질을 개선함으로써 그 길을 찾을 수 있음에도 불구하고 이를 모르고 오직 풍성한 식탁만을 고집하는 단편적이고 천편 일률적인 식생활을 추구하다 보니 자연히 체내의 자연 치유 능력이 스스로 소모되어 질병의 늪에 헤매이며 고귀한 생명을 죽음으로 몰아가게 되는 것입니다.

무릇 인간은 아버지의 정기와 어머니의 피로써 이루어져(父精母血成汝體) 이 세상에 태어난 후 우주 삼라 만상의 오묘한 변화의 혜택을 받으며 음과 양의 균형과 조화에 의해 인간으로서 형성되고, 발육하고, 성장하고, 존속되는 것입니다.

이렇게 생명의 법을 준수하면서 음양감식 조절법으로 체질을 다시(세 번) 개선하면 형성-발육-성장-노쇠-죽음의 등식으로 일생을 마치는 3차원의 체질에서, 형성-발육-성장-영장-장생의 4차원의 영장 체질이 되는 것입니다.

이와 같이 생명의 유한성을 극복하고 장생의 무한성에 접근하는 의지는 음양감식 조절법의 핵심이며 본질인 것입니다.

❹

스스로를 채찍질하라

　자기 자신과의 싸움이 가장 어렵고 힘들다고 했습니다. 우리는 목표 달성을 위해 신념과 의지를 강하게 가지고 스스로를 가다듬고 채찍질해야만 합니다.

　우리가 어린 시절 이유식을 할 때를 생각해 보십시오. 누구나 생명의 법을 집행하는 강력한 힘을 행사하는 어머니의 채찍과 강요로, 그렇게도 먹고 싶었던 젖을 이유식으로 어렵게 옮겨야 하는 과정을 경험했을 것입니다.

　이와 같이 겨우 6개월의 음식 문화도 바꾸기 어려운데, 하물며 20여 년 이상 오래도록 젖어 있는 23세까지의 음식 문화를 바꾼다는 것은 그리 쉬운 일이 아닐 것입니다.

　이렇듯 깊게 뿌리 내린 식생활 습관을 변화시키기 위해서는 스스로를 가열차게 채찍질하지 않으면 안 될 뿐 아니라 그것은 6개월된 유아가 이유식을 할 때보다 몇 배의 힘이 들 것입니다.

더욱이 몸의 세포 조직 자체가 이미 음양감식 조절법에 쉽게 적응하기 어려울 만큼 대부분 무절제, 무통제하에 방치되어 왔습니다. 그러므로 우선은 1개월 2식 후 다시 1개월 3식 같은 교환 섭생(交換攝生)을 해 가면서 서서히 세포 조직이 감식 조절에 적응할 수 있는 체질로 변경될 수 있도록 유도해 줄 필요가 있습니다.

그리고 팽이가 그 자체의 힘으로 살 수 없을 때에 채찍을 가하여 살아나게 하듯 자신을 살리려는 약한 의지를 채찍을 가해서 살려야만 되겠습니다.

인간은 어머니 몸으로부터 이 세상에 태어나 젖을 먹으며 자라서 성장할 때까지 체질의 변화에 따라 채찍으로 맞는 아픔을 감수하면서 성인이 되는 것입니다.

즉, 2차원 체질인 젖 먹는 유아가 3차원 체질로 개선되는 시기에는 아무리 젖을 계속 먹고 싶어해도 쓴 약을 젖에 바르거나 매로 때려서라도 젖을 떼고, 알맞는 이유식이나 음식으로 바꾸는 것입니다.

그와 마찬가지로 3차원 체질인 노화 체질을 4차원 체질인 영장 체질로 개선하기 위해서는 여러 가지 많은 어려움을 인내해야만 합니다.

이렇게 음양감식 조절법에 따라 장수 식이법(長壽食餌法)을 단계별로 수련하는 동안, 자신을 달래고 채찍질하여 기호 음식(嗜好飮食)이나 영양 음식(營養飮食) 같은 식도락의 유혹으로부터 용감하게 벗어날 수 있는 결단성 있는 의지와 용기와 신념만이 스스로를 영원히 살릴 수 있는 장생 체질(4차원)로 되게 할 수 있을 것입니다.

기껏 100년 내외를 살 수 있는, 자살 행위와도 같은 음식 문화를 즐기면서 23세가 지나서도 마구 먹고 마시고 할 것인가, 아니면 스스로를 연단하고 채찍질하여 100년, 200년, 아니 1,000년의 젊음을 유지하면서 피땀으로 쌓아올린 자신의 많은 경륜과 경험, 그리고 축적된 기술과 지식을 인류를 위해 보람되게 사용할 것인가 하는 것은 여러분의 자유 의사이고 자유 선택입니다.

100년 내외로 늙어 죽고 싶은 사람은 인생 가치의 폭락을 스스로 인정하는 것입니다. 또한 자신의 인생을 이웃을 위해서, 나아가 인류를 위해서 아무런 봉사도 할 수 없는 미물에 불과한 생, 즉 그저 뚫어진 구멍을 메우기 위해 태어난, 마지못해 사는 가치 없는 생이라고 여기는 것밖에 되지 않습니다.

지금이라도 자신의 인생을, 오랜 세월 익혀 온 경험과 경륜, 또한 많은 지식을 이웃을 위해 쓸 필요가 있는 가치있는 인생이라고 생각한다면 주저하지 말고 식생활 습관을 바꾸어 인류를 위해 더욱 더 생산적인 방향에서 공헌하고 보람을 찾을 수 있도록 의지를 불태우기 바랍니다.

그러기 위해서는 맛있는 것, 영양있는 것으로부터 과감히 벗어나서 감식 조절로 체질을 변경시켜 건강한 삶을 찾을 필요가 있습니다.

오래 건강하게 살 수 있는 길이 있음에도 굳이 그 길을 마다하고 죽음의 길로 접어들려는 식생활 습관에 집착하는 것은 만물의 영장으로서의 본분을 망각한 의미없는 여타의 동물과 다를 것이 없습니다.

❺

낫을 갈 줄 아는 농부가 되자

농부에게 낫은 곡식이나, 목초를 거두어들이는 데 없어서는 안 될 중요한 도구요, 보람의 결실을 상징하는 대명사이기도 합니다.

이런 소중한 낫이라도 다루기에 따라 항상 쓸모있는 낫이 될 수 있고 그렇지 않으면 잠시 동안 일시적으로 사용하는 쓸모없는 낫이 될 수도 있습니다.

다시 말해서 낫을 사용하다가 낫 날이 무디어지면 다시 정성스럽게 잘 갈아서 쓰면 오래도록 새 낫과 같이 사용할 수 있습니다. 이와 마찬가지로 우리 인간도 불청객처럼 찾아오는 질병의 침입으로 몸이 허약해지면, 낫 날을 예리하게 갈아 쓰는 지혜로운 농부처럼 음양(陰陽)에 맞추어 감식 조절이란 숫돌에다 육체를 갈면 항상 새 낫과 같이 건강이 회복되어 언제나 활력이 샘솟는 젊음의 육체를 유지할 수 있습니다.

이렇게 음양감식 조절법은 질병에 시달려 노쇠하기 쉬운 우리의 인체를 항상 탄력있는 건강한 세포로 생성하게 하여 장수의 소망을 이루게 합니다.

그런데 한 가지, 음양감식 조절법에서의 장수의 개념은 우리가 일반적으로 '장수촌(長壽村)'이라 부르는 개념과는 전혀 차원이 다르다는 것을 분명히 인식해야 합니다.

다시 말해 일반적인 장수의 개념은 70이 넘으면 일단 몸 전체에 노화가 와서 그 상태, 즉 늙은 상태 그대로 일반인보다는 20년, 30년쯤 더 사는 것을 말합니다. 그러나 음양감식 조절법의 연단으로 이루어진 장수란 80이 넘어가도 40, 50대의 젊음을 그대로 유지, 또는 회춘하여 생의 활력을 다시 찾은 상태를 말합니다.

무딘 낫도 풀을 벨 수 있긴 합니다만, 그것은 풀을 싹뚝 하고 산뜻하게 베는, 숫돌에 간 예리한 낫과는 능력면(能力面= 精力)에서 비교가 되지 않는다는 것을 누구나 알고 있습니다.

이렇듯 숫돌에 다듬은 낫과 같은 예리한 젊음의 인생 여정이 오래도록 지속될 때 여러분 앞에 새로운 세계가 전개되리라 확신합니다.

낫을 갈 줄 아는 지혜로운 농부처럼 탄력 있는 육체를 갖고 쾌감을 만끽하는 화평한 생이 되도록 '음양감식 조절법'이란 숫돌에 육체를 잘 다듬어서 언제나 젊음을 유지하는 지혜로운 실천자가 되어야겠습니다.

제3절 · 음양감식 조절법

①

음양감식 조절법이란 무엇인가?

음양감식 조절법은 낮과 밤의 변화에 따라 우리 인체의 음양이 바뀌고 그러한 변화에 맞추어 물과 음식을 구분하여 먹으면서 단계별로 감식하며 조절하는 신비한 식이 요법입니다.

일반적으로 널리 알려진 여러 식이 요법과는 차원이 전혀 다른 식이법으로, 우리의 육체가 영생할 수 있는 체질로 개선되기 위한 하나의 규범인 것입니다.

다시 말해 현 차원계(現次元界)의 삶이라는 명제를 시공을 초월한 영원한 공 차원계(空次元界)의 생명 문화로 새롭게 창출해 보려는 것으로서, 음양감식 조절을 하나의 규범으로 삼아 영원한 삶의 실체와 진실을 찾고자 하는 것입니다.

우주의 삼라 만상은 상대성의 상관 관계 속에 얽히고 설킨 음양의 이치로써 춘하 추동 4계절이 변화합니다. 그런데 인체 역시 낮과 밤시간에 따라 음양으로 변하므로, 내부의 기혈 순환에 따라 된음식(陽飮食)과 물음식(陰飮食)을 구분해서 먹고 마시는 어떤 원리가 반드시 존재하게 되는 것입니다.

우리의 인체는 해와 달, 낮과 밤, 그리고 물과 불 같은 음과 양, 이기(二氣)의 순행에 따른 오묘한 조화의 혜택에 힘입고 있다는 사실을 깊이 음미해야만 되겠습니다.

즉, 밥은 양의 음식이고 물은 음의 음식이므로 낮과 밤의 음양의 조화를 인체에 지혜롭게 접목시키면 질병 체질은 자연 치유 능력이 부여되고, 노화 체질은 신체 활명(身體活命)의 기운이 배가되어 건강 장수는 물론이요, 궁극적으로는 불로 장생의 이상을 실현시키는 장생법(長生法)을 터득하게 되는 것인 바 이를 일컬어 음양감식 조절법이라 할 수 있겠습니다.

❷

음양감식 조절법 측면에서 본
현대인의 식생활

　문화 수준의 향상과 생활 환경의 변화로 우리의 음식 문화
도 다양하게 향상, 발전되어 왔습니다.

　맛을 찾아 식도락에 심취할 수 있는 풍요 속에서 왕성한 식
욕은 원초적인 욕망이면서 삶을 추구하는 원동력이기도 하고
건강을 유지시키기도 하며, 나아가 생활 속의 기쁨이기도 합
니다.

　이러한 식욕은 만강(萬康)과, 만병(萬病)을 자초하는 양면
성을 가지고 있으며, 생(生)과 사(死)를 좌우하는 커다란 힘을
갖고 있다는 것을 간과해서는 안 되겠습니다.

　만강(萬康)이 음식에서 온다면 만병(萬病) 또한 음식에서
연유한다는 것은 굳이 상대성의 이치를 들먹이지 않더라도 쉽
게 알 수 있는 진리입니다.

　음식은 우리 인간의 생명을 유지시켜 주고 삶을 영위하게

하는 없어서는 안 될 참으로 귀중한 존재임에는 틀림없습니다.

그러나 인간은 식욕을 억제하지 못하는 분별없는 행동과 그릇된 사고로 육체의 세포에 지울 수 없는 죄를 범함으로 해서 싱싱해야 할 육체는 노화가 촉진되고 병마는 안주하게 되는 것입니다.

몸에 좋고 건강에 유익하다고 하면 시와 때를 가리지 않고 무절제하게 먹고 마셔대는 현대인들의 행위는 우리 인체의 낮과 밤시간 대(帶)에 따라 변하는 음양의 이치를 조금만 염두에 둔다면 얼마나 큰 오류를 범하고 있는지 정말 개탄해 마지 않을 일입니다.

따라서 어떤 경우, 어떤 환경 아래서도 먹을 시간에 먹고, 마실 시간에 마시는 등 엄격한 규범을 철저히 준수해야만 하겠습니다.

이런 철저한 규범의 준수가 바로 장생(長生)을 보장하는 음양감식 조절법의 핵심인 것입니다.

따라서 빵 한 조각, 물 한 모금이라도 우주 만물의 생명체를 지배하는 음양 이기(陰陽二氣)의 순환에 맞추어 먹고 마셔야 합니다.

생명의 법으로 바꾸어 말하면, 우주의 실존은 우리 자신의 삶이요, 우주의 열매는 우리 인간의 육신이며, 우주의 생명체는 우리 인간의 생명인 것입니다.

그러므로 우리 인간은 음식의 지배를 받는 노예의 위치에서

벗어나 음식을 지배하는 올바른 주인 의식을 가지고, 철저한
조절을 통해 진실한 삶과 진정한 생명의 존엄을 오래오래 보
존해야만 하겠습니다.

❸

음양감식 조절법과 운동

바쁘고 복잡한 사회 생활로 말미암아 긴장된 몸과 마음을 풀어 주기 위해서는 가벼운 운동이 필수적입니다.

새벽의 신선한 분위기를 피부로 느끼면서 맑은 공기를 마음껏 마시고 적성에 맞는 운동을 하는 것은 체력을 향상시키고 건강을 유지하는 데 도움이 될 뿐만 아니라 정신 건강과 세포의 활성에도 긴요한 일입니다.

많은 사람들이 새벽 운동을 꾸준히 하다 보니 당뇨나, 심장병, 혹은 고혈압 같은 성인병이 치료되었다고 하는 이야기를 종종 합니다.

생활 수준의 향상과 음식 문화의 발달로 맛있고 영양가 높은 음식을 너무나 많이 섭취하다 보니 이를 적절히 배설시킬 능력의 상실과 그에 따른 찌꺼기 등 노폐물과 독소가 그대로 체내에 남아 있게 되어 이것이 하나 둘 몸 안에 축적됨으로써 각종 성인병과 난치병을 유발하게 되는 것입니다.

그러므로 아침 일찍 일어나 지속적이고도 규칙적으로 운동을 꾸준히 함으로써 축적되었던 노폐물과 독소를 체외로 뽑아내어 기혈 순환(氣血循環)을 촉진하고, 인체의 모든 기능 활동을 정상으로 회복시켜 질병에 대한 저항력을 높이며, 노화현상을 다소 억제시켜 각종 성인병을 예방 내지는 치료할 수 있습니다.

그러나 이렇게 건강에 좋다는 운동과 영양가 높은 음식으로 단련을 해도 80, 90이 되면 인체의 세포가 어김없이 노화되어 가는 것을 우리는 볼 수 있습니다.

이것은 음양감식 조절법을 무시하고 무법(無法)으로 먹고 마시는, 말하자면 약 주고 병 주는 식의 임시 변통에 지나지 않는 일이기 때문입니다.

왕성한 식욕을 자제하지 못하고서는, 즉 미식의 유혹을 참지 못하여 과식하는 식생활 습관을 버리지 않고서는 병은 물론 인체의 노화를 억제할 수 없습니다.

규칙적이고 지속적으로 아침 운동을 계속하는 것은 여러 가지 여건으로 미루어 많은 어려움과 불편이 따릅니다.

이러한 불편에 비추어 음양감식 조절법에 따라 아침·저녁만 먹는 1일 2식(一日二食)의 감식 조절(減食調節)이란 수련하는 동안은 별다른 운동이 필요치 않게 됩니다. 그리고 연단을 쌓게 되면 어떤 음식을 어떻게 먹었든 상관없이 낮에 우리 인체의 활동이 양기운(陽氣運)으로 강하게 일어나 체내의 노폐물과 독소를 깨끗이 씻어내어 체외로 배출해 버립니다.

왜냐하면 음양감식 조절법의 수련은 체내에 있는 모든 기관을 정상으로 유도하기 때문에 달리 외적인 운동이 없어도 자연적으로 신체 활명(身體活命)의 운동 효과를 가져오기 때문입니다.

새벽 4시부터 신체는 양기운(陽氣運)으로 불이 서서히 일어나 세포 활동이 활발해지기 시작하므로 아침 일찍 가벼운 운동을 하게 되면 양기운의 활동과 잘 조화되어, 상생 작용(相生作用)의 강화로 더욱 활기를 찾아 상상할 수 없는 신상(身像)을 느끼게 될 것입니다.

그래서 운동 선수가 아닌 일반인의 아침 운동은 땀을 흘리는 심한 운동보다 잠자는 세포를 깨워 주는 정도의 가벼운 운동으로 수축된 신경을 풀어 주는 아침 체조가 적당합니다.

❹
지구는 대우주(大宇宙)요, 인간은 소우주(小宇宙)

생명의 법에서는 우주의 진리와 인간의 진리를 같은 차원으로 정의하고 있습니다. 그래서 봄, 여름, 가을, 겨울 4계절의 변화에 따라 우리 인간의 마음인 심상도 바뀌어지고, 천지 조화(天地調和)로 일기(日氣)가 변하면 그에 따라 우리 육체의 컨디션(身狀)도 변하게 된다고 보고 있습니다.

이렇듯 신기(神技)에 가까운 조물주의 놀라운 솜씨로 태초에 빚어져 생명의 경이로움과 함께 탄생한 우리의 육체는 천지 조화에 버금갈 만큼 최첨단의 고감도, 고밀도, 집적회로의 합성체이며, 무엇으로도 영원히 흉내낼 수 없는 상념(想念:마음)이 가일수(加一手)된 지고한 신의 걸작인 것입니다.

따라서 작품 자체가 갖고 있는 내면의 세계가 끝없이 깊고 넓고 높은 이치의 결정체라고 하는 점에서 가히 소우주인 것입니다.

우리는 이러한 오묘한 신의 작품인 우리의 육체를 통제하고 있는 내면의 세계를 그저 단편적으로 단순하게 보는 우(愚)를 너무나 오랜 세월 동안 범해 왔습니다.

본래 우리 인체는 자체적으로 모든 것이 스스로 극복될 수 있도록 설계된 천부적 능력을 갖추고 있었음을 재평가해야 하겠습니다.

때문에 대우주인 지구와 소우주인 인간 사이에 연관된 진리를 같은 차원으로 볼 수 있는 비유를 참고해 보도록 하겠습니다.

〈보기〉

대우주(지구)	소우주(인간의 육체)
• 풀	→ 신체의 털(毛)
• 지각(地殼)	→ 피부(皮膚)
• 지천(地川)	→ 핏줄(血管)
• 암층(岩層)	→ 뼈(骨)
• 용암(鎔岩)	→ 골수(骨水)
• 1년 12개월	→ 척추 12개
• 1년 24절기	→ 양쪽 갈비 24뼈
• 오대양(五大洋)	→ 오장(五臟)
• 육대주(六大洲)	→ 육부(六腑)

이상과 같이 우주를 축소하면 나(我)요, 나를 확대하면 바

로 우주인 것입니다.

그래서 우주 속에 인간의 생명이 거(居)하고 인간 속에 우주가 존재하는 신비스러울 만큼 깊은 원리가 내재하고 있는 것이며, 이러한 행위의 규범이 음양감식 조절법인 것입니다.

다시 말해 음양감식 조절이란 노화 내지는 퇴행되어 가는 인체의 생명 세포에 활명(活命)을 불어넣어 줌으로써 숙명으로 여겨 왔던 노화와 죽음이라는 수수께끼를 풀 수 있는 실마리를 우리에게 제시한 새 이론임을 다시 한번 강조하는 바입니다.

❺

내 몸은 하나의 국가

우주를 축소하면 나요, 나를 다시 소국가로 축소하여 비유하면 정신은 대통령이요, 마음은 부통령이며, 오장 육부는 장관·차관이고, 우리 인체 내의 모든 세포는 국민이라 할 수 있습니다.

따라서 국력을 튼튼히하려면 정치, 경제, 사회, 문화 모든 분야에서 노폐물이 끼지 않도록 내적으로는 치안 유지를 잘 해야 하고, 외적으로는 국방을 튼튼히해야 하는 것입니다.

우리 인체 내에는 백혈구와 적혈구가 있습니다.

국방을 담당하는 군인은 말하자면 백혈구요, 치안을 담당하는 경찰은 적혈구이며, 육체인 나라(國家)는 이 두 혈구의 핵이 주축이 되어 지켜 주고 있습니다.

다시 말해 경찰의 역할로, 치안을 담당하는 적혈구는 폐로 들어오는 산소를 모세 혈관 하나하나에까지 공급하는 작용을 하고, 국방을 담당하는 백혈구는 모양이 일정하지 않은 아메바의 형태로 때로는 모세 혈관 밖에까지 나와 해로운 균을 잡아먹기도 하면서 국가를 보위하고 있는 것입니다.

한 나라는 먼저 내적으로 치안 유지가 잘 되어야 국민이 범죄 없는 사회에서 안심하고 산업과 경제를 일으켜 부강해질 수 있고, 또한 외적으로는 국방이 튼튼해야 외침을 당하지 않고 굳건히 나라를 지킬 수 있습니다.

이렇게 건강하게 나라를 지켜 가듯 내 몸을 건강히 유지하기 위해 경찰과 군인인 백혈구와 적혈구의 전투력 향상을 위한 평상시의 훈련으로 음양감식 조절법의 수련이 필요하게 되는 것입니다.

나라를 잘 다스리면 빈부의 차이가 좁혀져 모두가 평등하게 잘 살 수 있게 되지만 정치를 잘못하면 빈부 차이가 심해져 부자는 많은 돈으로 호화로운 생활을 할 것이고, 없는 사람은 굶주림에 시달리며 피폐한 생활에 허덕일 것입니다.

말하자면 현대인들인 우리 모두는 정치를 잘못하는 사람들이라는 것입니다.

나라의 존망을 좌우하는 것이 국력이라고 한다면 우리 인체의 생사를 좌우하는 것은 바로 자연 치유 능력이라고 할 수 있습니다.

그래서 하나의 국가인 인체의 국민 세포가 맡은 바 책무에 충실할 수 있도록 먹고 마시는 법도를 준수하여 몽고나 로마 제국과 같은 반짝하는 운명의 길을 걷지 않도록 미각의 유혹에서 벗어나는 길이 건강한 국가, 즉 건강한 체질을 만드는 첩경이라 하겠습니다.

제4절 · 물음식 문화

❶

물(水:氵)은 밤에만 마셔야
〈水=氵+夜=液〉

천지 만물의 생사 화복(生死禍福)에 근본이 되는 음과 양의 이기(二氣)가 오행 상생(五行相生)과 오행 상극(五行相剋)의 이치로 무한한 전 우주를 지배하고 있습니다.

여기에서 음(陰)은 밤(夜)이요, 오행(五行:金木水火土)으로는 물, 양(陽)은 낮(晝)을 나타내는데 오행(五行)으로는 불을 가리킵니다.

그러므로 낮(晝)과 밤(夜)의 변화에 따라 우리 인체의 세포 활동은 낮의 양기운과 밤의 음기운의 이기(二氣)에 의해서 순환 지배되면서 활동하게 되는 것입니다.

이렇게 우리 인체의 생명 조직인 세포 조직의 활동은 낮이면 양기운에 의해 불기운(火氣運)이 일어나서 세포 활동이 활발하여 행동의 생활 리듬이 원활해지고, 밤이면 음기운에 의해 물기운(水氣運)이 낮에 일어난 불기운(火氣運)을 식히면서 세포 활동은 서서히 안정을 취하게 됩니다.

음양 이기(陰陽二氣)의 두 기운이 상생(相生)하면서 지구의 자전과 더불어 음양의 변화가 일어나게 되는 것입니다. 따라서 연중(年中) 음양이 변하는 시간을 살펴보면, 양기운(陽氣運)이 일어나는 시간은 밤 12시부터 정오 12시까지 12시간이고, 음기운(陰氣運)이 일어나는 시간은 정오 12시부터 밤 12시까지입니다.

그래서 원칙적으로 밤 12시부터 낮 12시까지는 절대로 물이나 국을 먹어서는 안 되며 수영이나 목욕까지도 삼가하고 이 시간에 식사할 때도 된음식을 먹는 생활 습관을 가져야 하겠습니다.

그러나 낮 12시부터 밤 12시까지 음시간(陰時間)에는 저녁 6시에 된밥을 먹고 난 후 두 시간 후인 8시부터 10시 사이에 마음놓고 물을 먹고 싶은 만큼 먹어도 됩니다.

술 역시 저녁 시간을 이용해 마시는 것이 좋으며, 저녁에 술을 들었을 경우 다음 날 새벽부터 점심 때인 정오까지 일체의 음(飲)과 식(食)을 금했다가 정오가 지나 된밥과 된음식을 먹고 난 두 시간 후에 물을 마시면 뒤탈도 없고, 술로 인한 질병도 걱정할 필요가 없으며 몸의 상태가 아주 좋아지는 것을 체험할 수 있습니다.

이렇게 불기운이 일어나는 양시간(陽時間)에 체내 외에 물을 마시지도, 가까이도 하지 않으면 체내에 일어나는 불기운이 계속 유지되어 노폐물은 깨끗이 제거되고, 체질은 맑아지며, 정기(精氣)는 넘쳐흘러 자연히 몸은 가볍고 전신에 활력이 솟으면서 의욕적인 사회 활동을 할 수 있게 됩니다.

이와 달리 불기운이 일어나는 양시간 대에 물을 마시면 체내에서 한창 일어나고 있는 불기운을 물로써 꺾어 버리는 결과를 가져와 수극화(水剋火)의 상극 현상(相剋現象)이 일어납니다. 다시 말해 음양의 실조를 초래하며 온몸이 나른해지는 피로감이나 식곤증과 함께 권태감이 찾아와 갖가지 활동 의욕이 급격히 상실되고 체력이 떨어지면서 급기야는 여러 가지 질병이 몸 안으로 들어오는 결과를 가져오게 되는 것입니다.

그래서 음양감식 조절법에서는 양시간인 낮에는 일체의 물을 먹지도 말고 목욕도 하지 말며, 음시간인 밤에만, 그것도 저녁 식사를 하고 난 두 시간 후에만 물을 먹도록 하는 규범을 반드시 지키도록 하고 있습니다.

글자 하나하나에 깊은 뜻을 지니고 있는 한자를 예로 들더라도 국이나 물, 또는 즙이나 죽과 같은 종류를 통틀어 액체라고 표현하는 '액(液)'이라는 글자는 물을 뜻하는 '삼수변(氵:水)'과 밤을 뜻하는 '밤야(夜)'를 합한 글자라는 것을 알 수 있습니다. 이것으로 밤과 물이 음과 양, 즉 오행 상생(五行相生)의 이치에 합일됨을 알 수 있으며, 이러한 경우가 예삿일이 아님을 새삼 깊이 생각해 보아야 하겠습니다.

'液(액:氵+夜)'이란 글자에 흥미로움보다는 옛날 사람들의 지혜와 슬기로움에 숙연하지 않을 수 없습니다.

❷

물음식 문화를 탈피

우리 나라의 음식 문화를 살펴보면 전통적인 궁중요리로부터 만인이 싫어하면서 또한 만인이 좋아하는 소위 보신탕에 이르기까지 국과 물이 대종(大宗)을 이루고 있습니다.

그러한 국과 국물을 이용한 음식에서 좀처럼 벗어나기 어려울 만큼 뿌리깊게 길들여진 우리는 마치 애기가 젖을 떼기 어려운 것과 같이 어떤 커다란 인내심을 발휘하지 않고서는 국음식 문화를 탈피하기가 참으로 어렵지 않을 수 없습니다.

그러나 음양감식 조절법의 시행으로 어차피 죽음의 방향으로 놓여졌던 우리의 삶의 이정표를 장생(長生) 쪽으로 바꿔놓은 이상, 다시 말해 음양감식 조절법에 따라 무병 장수의 티켓을 거머쥔 이상 오랜 세월 동안 계속되어 온 식생활 습관인 국이나 물을 함께 먹는 물음식 문화를 칼날같이 청산해야만 하겠습니다.

젖맛에 길들여진 아이에겐 젖에 쓴 약을 발라 젖을 떼게 하는 어머니의 따뜻한 채찍이 있었지만, 23세 이후의 성년의 이유식엔 스스로의 채찍만이 존재할 뿐이므로 좀더 강한 의지를 가져야만 하겠습니다. '에라, 살면 얼마나 산다고 먹고 싶은 것도 못 먹고……' 하는 식의 자포 자기로는 절대 장생의 삶을 살 수 없습니다. 마치 비행기가 대기권을 뚫기 위해서 10미터 두께의 콘크리트 벽을 뚫을 정도의 힘을 발휘해야 무한 궤도를 달릴 수 있듯 이미 수천 년 동안 전해 내려온 100년 내외의 천수(天壽)의 벽을 뚫기 위해서는 아마도 비행기와 대기권과의 대결보다 몇 배나 큰 인내심을 쏟아붓지 않고서는 힘들다는 것을 명심해야 하겠습니다.

왜냐하면 사회 생활을 하다 보면 동창회 모임이다, 결혼식이다, 무슨무슨 파티다 하는 것들이 줄줄이 이어져 있으며 그런 곳에서는 십중팔구 미각의 유혹으로부터 벗어나기 어렵기 때문에 여기에는 어떤 강한 인내심이 필요한 것입니다.

그러나 이미 실천을 하고 있는 몇몇 분들의 얘기를 듣고 보니 담배를 끊는 고초보다는 좀 견딜 만하다고 하니, 1~2개월의 작정한 기일이 지난 후에는 다시 1~2개월 동안 세 끼 식사로 돌려 좀 너그러운 음식 문화를 즐기면서 오랫동안 젖어 있던 23세 이전까지의 식생활 습관에서 서서히 벗어나기 위해 노력하기 바랍니다.

또 영양 섭취에 신경을 쓰지 않는 길이 곧 체내에 노폐물을 쌓아 두지 않는 길이며, 기혈의 자연스러운 순환을 도와서 건강과 젊음을 오래오래 보존할 수 있는 열쇠가 됨을 명심하기 바랍니다. 법도에 접근해 보려는 시도를 하다 안하다, 하다 안하다 반복하는 가운데 어느 사이에 법도를 잘 따르고 있는 자신을 문득 발견하게 될 것입니다.

❸

음식은 먹을 시간과 굶을 시간을
구별해야

　음양감식 조절법에 의해 밥 먹는 시간과 물 먹는 시간을 엄격히 구분하거나 혹은 점심을 굶는 등의 식사 규범을 지키기만 한다면, 우리 인체는 성장 기간인 23세가 지나면서부터는 영양학설에 의존한 식생활은 무시해도 좋다고 볼 수 있습니다.

　왜냐하면 마른 음식과 물을 구분하여 음양감식 조절을 하면 허기도 오지 않을 뿐더러 모자라는 영양분을 자체 해결하는 세포 조직의 생성으로 충분히 보충되어지기 때문입니다.

　젖을 먹던 아이가 6개월이 지나게 되면 이유식으로 점차 바꾸어 가듯 23세까지 먹어 오던 영양식은 23세가 지나 인체의 세포 조직이 완전히 성인으로 성장하면 그때부터는 영양식으로부터 떠나서 음양감식 조절법이라는 식사 규범, 즉 낮과 밤의 우주 순환에 따라 변화되는 인체와 음양의 변화에 맞추어 음(飮)과 식(食)을 구분하고, 또 먹을 때와 굶을 때를 엄격히 다스려야만 하겠습니다.

맛있는 음식의 미각 때문에, 또는 3천 칼로리의 에너지가 필요하다는 영양학설의 고정된 관념에 얽매여서 맛있고 영양 많은 음식은 당연히 많이 먹어야만 하는 것으로 의식화되어, 때와 장소에 구애됨 없이 배가 고프거나, 식욕의 유혹이 조금이라도 있으면 마음껏 배불리 먹고 또한 갈증이 나면 언제라도 아무런 생각이나 절제없이 음료수나 물을 마시는 무법자의 식생활 습관을 해오고 있음을 아무도 부인하지 못할 것입니다.

이러한 무법자가 됨으로 해서 우리 인체의 세포 활동은 균형과 제어력을 잃은 아주 무능한 위치로 전락하고 마는 것입니다.

또 음양 조화의 균형은 흐트러지고, 기혈 순환(氣血循環)은 고르지 못하게 되어 체내의 모든 기관의 활동 시간이 불규칙해지고 음양 실조 현상이 와 아무리 영양가 있는 음식을 골라 먹은들 인체는 노화되고 노폐물은 곳곳에 산적하여 질병으로, 혹은 난치병으로 고통과 죽음의 질곡을 헤매게 되는 것입니다.

그러나 무법자의 길을 걷지 않고 법도에 따른 권리와 의무를 준수하는 식생활 습관의 인체 세포는, 다시 말해 인체의 모든 기능이 성장기에서 노화기로 접어드는 분기점인 24세 이후부터 이러한 음양감식 조절을 규칙적으로 생활화함으로써 음양에 맞춘 식생활로 물과 밥을 엄격히 구분하여 섭생을 준수한 인체 세포는 노화기(24세~70세)의 체질을 장생(長生)의 체질인 4차원 체질로 개선, 세포 기능의 퇴행을 완벽하게 막아줄 수 있다는 것을 과학적인 실험을 통해서도 확실히 보여 드릴 수 있습니다.

따라서 물이나 음료수는 6시의 저녁 식사가 끝난 2시간 후인 8시부터 10시 사이 음체질의 물기운이 일어날 때 충분히 마시도록 하고, 양체질이 되어 불기운이 일어나는 밤 12시부터 낮시간 대에는 물 종류는 절대 가까이해서는 안 된다는 사실을 명심해야만 하겠습니다.

음료수, 약, 커피, 홍차와 기타 기호 음료도 물 먹는 시간을 이용하고 낮시간은 피하는 것이 좋습니다.

이렇게 음체질의 물시간에 물을 마시면 수분은 인체의 음기와 서로 상생(相生)하여 신체의 모든 기능이 활성화되고, 세포의 활명(活命)이 그 기운을 배가(倍加)하게 되는 것입니다.

그러나 만일 양체질의 불시간에 물을 마시게 되면 인체에서 불기운이 막 피어오르는 양기(陽氣)에 물을 붓는 격으로 서로 상극(相剋)되어 체내에서 일어나는 불기운을 꺾어 버리는 결과가 되므로, 인체의 모든 기능은 둔화되고 활동력이 저하되면서 인체 활동이 정상적인 순환을 못하게 되어 질병에 대한 저항력이 약화되고 세포 조직은 날로 노화의 길을 걷게 되는 것입니다.

예를 든다면, 채소밭에 햇볕이 쨍쨍 내리쬐는 낮시간에 물을 주면 채소의 성장에 없어서는 안 될 물이지만 채소가 싱싱해지기는커녕 오히려 시들시들해지는 것을 쉽게 알 수 있습니다.

이렇듯 물로써 싱싱하게 자라는 채소도 낮과 밤의 음양에 맞추어 물을 주어야 정상적으로 성장하는 것과 같이 삼라 만상의 모든 생물은 음양의 이기(二氣)에 의해 지배를 받고 질서를 이루고 있음을 알 수 있습니다.

따라서 우리 인간의 신체도 음양 이기(陰陽二氣)의 작용에 의해 생사(生死)가 좌우되므로 음양에 따라, 또는 계절의 변화에 따라 음양감식 조절을 법도에 맞추어 하게 되면 상상을 초월하는 능력을 발휘하게 될 것입니다.

❹
변비를 다스리는 비법

변비는 만병의 근원이기도 하며 사소하면서도 또한 가장 중요한 건강의 근본이기도 합니다.

이 지구상의 모든 생물은 생명 보존과 종족의 번식을 위해 단백질, 지방, 탄수화물의 3대 영양이 필요하듯이 이러한 2차적인 필수 영양에 앞서 1차적으로 아주 급박하게 필요한 3대 필수 급요가 있습니다. 먹는 것, 숨쉬는 것, 배설하는 것이 그 것입니다.

다시 말해 3대 필수 영양이 지속적으로 건강을 유지시켜 주는 2차적인 필수 요건이라고 한다면, 보다 급박하고 중요한 1차적인 3대 필수 급요는 생명의 존망에 촌음을 다투는 중요한 요소라는 것입니다.

음양감식 조절법에서는 이 세 가지 모두 질병에 속한다고 보고 있지만, 100년 1세기라는 숙명의 삶을 신봉하고 있는 우리는 아직까지 3대 급요(急要) 중 먹고 마시는 첫째 요소마저 질병으로 분류하지 않고 있다는 데 문제가 있습니다.

그러나 우선 공연한 낭비와 헛수고, 그리고 많은 헛고생을 하면서 고통을 받는, 즉 질병의 대열에 끼지도 못할 변비를 큰 병으로 생각하고 많은 고생과 다른 많은 진짜 질병을 가져오는 세 번째의 급요인 변비를 다스리는 정확한 방법을 알려 드리고자 이 항을 마련했습니다.

체내의 모든 노폐물과 독소를 변을 통해 배설만 잘 한다면 아마도 이것 역시 만병 통치에 해당할 만큼 중요한 질병 퇴치법이라 아니할 수 없습니다.

이것은 실로 불로초를 먹는 비법에 버금가는 것으로, 아무런 약이나 돈도 들지 않는 사소하면서도 중요한 섭생의 방법으로 여기엔 미각의 유혹을 벗어나야 하는 극기심만이 요구되어질 뿐입니다.

제1단계(첫날)

시작하는 첫날은 새벽부터 오후 5시까지 하루종일 밥은 물론 물 한 모금 마시지 않고 참습니다. 오후 5시가 되어 저녁 식사를 할 때에도 물이나 국은 일체 입에 대지 않고 된밥과 된반찬만으로 식사를 합니다. 그런 다음 2시간 후에 물을 먹으며 10시까지는 마음놓고 물을 마십니다. 그러나 첫날만큼은 너무 많은 물을 삼가하는 것이 좋습니다.

제2단계 (둘째날부터 계속해서)

2일쩨인 둘째날부터는 아침·저녁 두 끼 식사를 하되 물음식은 절대 삼가하고 다만 식사가 끝난 2시간 후에 물을 먹도록 합니다. 가능하면 아침 식사가 끝난 2시간 후에 물을 먹을 경우에는 안 먹고 참는 게 더욱 효과적이며 참을 수 없을 경우엔 조금 먹어도 무방하나 반드시 2시간 후에 먹어야 하고 2시간이 지나면 절대 물을 입에 대서는 안 됩니다.

30분 정도 참으면 저절로 물을 마시고 싶다는 생각이 사라지며 저녁 식사를 5시쯤 좀 빨리 먹고 나서 7시부터 10시까지 물 먹는 시간을 좀 길게 가져서 몸과 마음을 편히 해주면 빠르면 2~3일, 늦어도 5~6일 지나면 그렇게도 고통스럽던 변비는 소리도 없이 자취를 감추고 말 것입니다.

혹시 체질에 따라 효과가 쉽게 나타나지 않으면 식사 1시간 후에 물을 마셔서 변비가 해소되면 다시 밥 먹은 2시간 후로 물 마시는 시간을 환원하도록 하면 될 것입니다.

만약 1단계, 2단계를 하지 못한다면 정상적으로 1일 3식을 해서 식사 2시간 후에 물을 먹어야 합니다. 간혹 2시간 후에 물을 먹었을 때 효과가 나타나지 않으면 1시간 후에 물을 먹고 정상적으로 돌아오면 2시간 후에 물을 먹으면 됩니다.

❺

소식(小食)하는 민족은 장수한다

"프랑스 사람은 코로 음식을 먹고, 일본 사람은 눈으로 음식을 먹으며, 한국 사람은 입으로 음식을 먹는다"라는 흥미로운 얘기가 있습니다.

다시 말해 프랑스 사람들은 맛의 감미로움과, 음식 냄새와 향기를 중요시하고, 일본 사람들은 보기 좋은 외관의 음식 모양을 중요시하며, 한국 사람들은 음식의 양(量)을 중요시한다는 것입니다.

그래서인지 프랑스 사람들은 맛의 감미로움 속에서 미식을 즐기고, 일본 사람들은 아름다운 모양의 미식으로 소식을 즐기며, 한국 사람들은 얼마나 많으냐의 양의 식(食)으로 대식(大食)을 즐기는 경향이 있습니다.

이렇게 나라마다 음식 문화 역시 조금씩 다릅니다.

최근 일본 남자들의 평균 수명이 75세라는 놀라운 조사 보고서가 있었습니다.

이렇듯 현대인에게 있어서 비교적 장수의 징후가 나타난 것은 의료 및 각종 사회 복지 제도의 향상에서 오는 혜택의 결과이기도 하지만, 필자의 판단으로는 무엇보다 절제 있는 소식의 음식 문화가 생활 속에 깊이 정착되었기 때문이라고 봅니다.

"미식은 칼보다 무섭다"라는 명언이 있습니다. 즉 맛있는 미(味)의 식(食)은 결국은 과식으로 연결되기 때문입니다.

옛부터 음식을 많이 먹는 습관과 더불어 최근 생활 수준의 향상으로 맛있고 영양 많은 음식을 많이 먹는 우리들의 식생활에 참으로 값진 경고가 아닐 수 없습니다.

옛말에 비가 많이 온다고 농사가 풍년 드는 것이 아니듯이, 영양가만 많이 먹는다고 무조건 피가 되고 살이 되는 것은 아닙니다.

아무리 맛있고 영양가 높은 음식이라도 과식은 절대 삼가해야 하며 언제나 식사는 조금 부족한 듯하게 소식하는 음식 문화가 하루속히 우리의 식생활 습관으로 뿌리내려야 하겠습니다.

이렇게 소식하는 식생활이 계속될 때 자연히 소화력은 향상되고 섭취된 음식은 충분히 소화 흡수되어 위와 장에 부담을 주지 않게 됩니다. 그리고 각 세포의 활동에 무리가 없어 기혈 순환이 더욱 원활해지기 때문에 몸 안에 가스가 생기지 않고 노폐물도 체내에 쌓일 새 없이 배설이 잘 되는 것입니다.

따라서 몸은 가벼워지고 머리는 맑아져 몸과 마음이 항상 평온하며 신체 활명(身體活命)이 촉진되고 새로운 세포가 생성되므로 자연히 건강하고 장수하는 체질이 될 수밖에 없는 것입니다.

여기에 한 술 더 떠 음양감식 조절법은 장수의 체질을 만드는 소식(小食)보다 한 차원 높은, 즉 우리의 인체를 물과 밥을 구분하여 음양에 맞추어 감식하는 격차원(格次元)의 식이법으로, 오래도록 젊게 살 수 있는 근본적인 체질 개선의 비법이며 20세기를 살고 있는 우리들에게 낭보(朗報)라 아니할 수 없겠습니다.

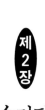

수련편

제1절 · 전반기 7년의 음양감식 조절법

❶
수련 개요

음양감식 조절법은 17세부터 80세까지 누구나 다 할 수 있으며 그 수련 과정은 준비 수련의 전반기 7년 과정과 본격 수련의 후반기 7년 과정으로 크게 나눌 수 있습니다.

(1) 전반기 7년(준비 수련 과정)

젖 먹던 아기가 6개월이 되면 이유식을 하듯 23세까지 마음껏 먹고 마시던 식생활 습관에서 벗어나 24세부터는 마치 풀어진 나사를 죄어 주듯 우리의 인체를 다스리는 이유식을 한 번 더 했어야 함에도 불구하고 우리는 23세까지의 식생활을 24세 이후에도 그대로 계속해 오고 있는 것이 사실입니다.

전반기 7년 과정은 이러한 식생활 습관에서 벗어나기 위해 체질을 개선하는 준비 기간으로, 본격적인 수련을 쌓기 위한 전초 과정입니다.

이 과정을 얼마나 잘했느냐, 못했느냐에 따라서 후반기 7년의 본격 수련의 승패가 좌우되며, 본격 수련 기간이 짧아질 수도 길어질 수도 있는 것입니다.

(2) 후반기 7년(본격 수련 과정)

우리의 인체를 장구한 세월에 적응할 수 있는 영생 체질(永生體質)로 변화시키는 근본적이고도 본격적인 체질 개선의 수련 기간은 다시 전(前) 3년 반, 후(後) 3년 반으로 나닙니다. 이때 엄격한 감식 조절 수련과 인체의 음양 변화에 맞춘 음식 조절 수련으로 우리 인간이 일반적으로 막연히 느끼는 죽음 이후의 영(靈)이 아닌 인체와 마음과 정신을 그대로 보존한 삶 자체에서 영험(靈驗)의 경지(境地)를 음미할 수 있는 신비한 체험을 직접 느낄 수 있습니다.

7년의 후반기 수련 과정이 모두 끝날 때쯤이면 피동적이던 자아에서 벗어나 스스로를 지배할 수 있는 능동적인 자아를 발견하게 되며, 영원(永遠) 1세기를 섭렵하는 선(仙)의 경지에 들어서게 될 것입니다.

❷

마음의 자세

음양감식 조절법 총 수련 기간인 14년 중 전반기 수련은 장생 체질로 체질을 개선하는 본격 수련을 위한 준비 과정입니다.

음양감식 조절법에 의해 전반기 7년의 준비 기간에 얼마나 규칙적이고 철저히 수련하여 얼마만큼 체질이 잘 개선되었느냐에 따라 장생 체질(長生體質)인 4차원의 체질로 전환되느냐 마느냐가 달려 있습니다.

"습관은 제2의 천성이다"라는 격언에서 보듯이 평소의 오랜 습관을 버리고 1일 2식이라는 새로운 습관을 만드는 것이 얼마나 어려운 일인가는 새삼 설명할 필요조차도 없을 것입니다.

일종의 기도(祈禱) 식사법(食事法)인 1일 2식, 혹은 1일 1식과 식사를 한 지 2시간이 되어 물을 마시는 감식 조절이 사회 생활을 하는 데 있어서 용이하지 않다는 것을 먼저 말하지 않을 수 없습니다.

그래서 필자는 본서의 말미에서 상세히 다시 말씀드리겠지만, 가시넝쿨이 우거진 밭이나 자갈밭에 뿌린 씨앗으로 감식 조절의 성패 여부를 비유해 봅니다. 싹이 나오긴 하지만 자라나지를 못하기 때문입니다.

하루 두 끼 먹는 1일 2식, 또는 하루 한 끼 먹는 1일 1식의 감식, 그 자체는 어느 누구나 무리없이 적응이 가능합니다. 하지만 이러한 감식 조절보다는 사회 생활과 연관된 차나 음료수를 마음대로 먹지 못하는 어려움, 사소하지만 가장 중요한 물 먹는 시간을 지켜야 하는 어려움, 오랜 습관에서 오는 무절제한 맛(味覺)의 유혹으로부터 초월할 수 있어야 하는 어려움, 또는 담배를 끊는 경우와 마찬가지의 용단과 결단, 그리고 굳은 결심이 요구되어지는 것입니다.

피나는 변신이 있어야만 백년 일생(百年一生)을 마치는 3차원 체질에서 천 년 1세기 혹은 영원 1세기를 장생할 수 있는 4차원 체질로 개선, 생명의 씨앗 속에 숨겨진 신비한 능력을 찾아낼 수 있는 것입니다.

다시 말하면 3차원 체질로서 노쇠하여 순간의 삶을 사느냐, 아니면 4차원의 체질로 보다 건강하고 긴 삶을 사느냐 하는 선택은 여러분 자신에게 달려 있습니다.

"구슬이 서 말이라도 꿰어야 보배"라고 했습니다. 아무리 생명을 창조하는 기적의 음양감식 조절법이라도 수련을 통하

여 인체 세포를 조율하지 않으면 영원한 생명의 빛을 얻을 수
가 없습니다.

❸

준비 수련

　준비 수련 과정인 전반기 7년 동안은 먼저 평소의 습관대로 하루 세 끼의 식생활을 그대로 유지한 채 물만 2시간 후에 먹도록 합니다.

　물과 밥을 무법(無法)으로 먹고 마시는 습관에서 벗어나기 위한 기초적인 3식(三食)의 수련은 기간을 정할 필요는 없습니다.

　다만 물 먹는 것과 체질이 용이하게 적응하면 언제라도 1일 3식(三食)에서 1일 2식(二食)으로 전환하여 수련할 수 있습니다.

　1일 2식의 수련 기간을 좀더 엄격하게 1개월이면 1개월, 2개월이면 2개월, 본인 스스로가 약정(約定)을 했다면 그 기간은 엄격히 지키고 약정일이 지난 후 1개월 정도가 되면 다시 1일 3식으로 돌아가되 물 먹는 시간은 식사한 지 2시간 후에 하는 것을 반드시 지켜야만 합니다.

이렇게 1일 2식과 1일 3식의 교환 수련(交換修練) 기간 동안은 점차 2식과 3식 사이를 넓혀 가다가,

① 1개월 2식 후 1개월 3식

② 2개월 2식 후 2개월 3식

③ 3개월 2식 후 3개월 3식

④ 4개월 2식 후 4개월 3식

⑤ 6개월 2식 후 6개월 3식

이처럼 장기적인 2식 습관이 정착되면 사회 생활을 하는 데 별 지장이 없음을 스스로가 느끼게 될 것입니다.

다시 강조하지만 물 먹는 시간을 꼭 지켜야만 수련의 효과는 물론 세포 조직이 일률적으로 조정되고 새로운 세포가 생성되며 부족된 영양을 스스로가 해결하기 위한 세포 활동이 왕성해지므로 엄격히 물 먹는 시간을 지켜야만 하겠습니다.

❹

1일 3식(一日三食) 식이법

　음양감식 조절법의 첫 단계로서, 수련의 시작입니다. 평소에 하루 세 끼의 일반적인 식생활 방식을 그대로 유지합니다. 다만 국이나 물을 절대로 가까이하지 않아야 합니다.

　그리고 1일 3식의 정해진 시간 외에는 어떠한 음식이나 간식이라도 일체 삼가하고, 물 먹는 시간을 깜빡 잊고 지나쳤을 경우엔 참았다가 다음 물 먹는 시간을 이용해야 합니다.

　물을 먹지 않고 된음식을 먹은 다음 2시간이 지나 물을 마시는 감식 조절은 그야말로 느슨하게 풀려져 있던 인체 세포에 새로운 활명(活命)의 기운(氣運)을 불어넣는 촉매제로서, 마치 나사를 죄어 주는 인고(忍苦)의 연단(鍊鍛)임을 명심하고 어린아기가 젖을 떼는 기분을 가지고 임해야만 하겠습니다.

　이렇듯 평소의 식생활과는 달리 된음식만 먹고 국이나 물을 먹지 않으면, 처음에는 식사를 하여도 음식을 섭취한 것 같지 않고 소화도 잘 안 되는 것 같으며, 가슴이 답답해지면서 여러 가지 불쾌함과 괴로움이 수반되는 증상을 보이기도 합니다.

어린아이가 쓴 젖꼭지를 물었을 때 말은 못해도 마찬가지의 불쾌함에 시달리고 있다는 사실을 상기하기를 바랍니다.

식사를 된음식으로만 하게 되면 다음과 같은 여러 가지 효과를 얻게 됩니다.

첫째, 강한 침샘의 작용으로 소화력을 향상시킵니다.

둘째, 위액의 분비를 촉진시켜 섭취한 음식의 영양분을 완전 흡수, 소화시킵니다(강아지에게 실험해 보면 감식 조절한 변은 절대로 먹지 않음).

셋째, 과식을 하게 되지 않으며, 다소 과식을 했다 하더라도 강하게 분비된 위액의 작용으로 소화 불량이 없고 체하는 일도 없습니다. 그리고 호흡이 잘 되어 자연적으로 단전 호흡 효과까지도 얻을 수 있습니다.

넷째, 조금 변질된 음식이나 다소 언짢은 음식을 먹었더라도 입안에서 분비된 침의 살균력과 강하게 분비된 위액의 멸균력으로 간단히 처리되어 음식 섭취로 인한 어떠한 질병도 감히 접근을 할 수 없는 체질로 바뀌어집니다.

따라서 사소한 증상에 동요하지 않는 용기와 자신감을 갖고 2~3주 정도만 계속하면 소화, 흡수는 물론이고 위장 기능의 활성으로 신진 대사가 활발해져 속이 편안하고 정신이 맑아지며 활기찬 생활을 할 수 있게 됩니다.

만약 1일 3식을 할 때 2시간 후에 물을 먹는데, 변비가 생길 때는 1시간 후로 조절하면 됩니다.

다섯째, 2시간 후에 물을 먹게 되면 위에서 정체되지 않고 빨리 흡수됩니다.

여섯째, 몸 안에 자연 치유력이 강화되어 어떤 질병도 5~15일이면 효과를 볼 수 있습니다.

(1)전세계인은 음식을 이렇게 먹어라

음식을 먹을 때는 반드시 국이나 물을 먹지 말고, 음식을 다 먹고 나서도 바로 물을 먹지 말고 식사한 지 2시간 후에 물을 먹을 것이며, 흔히 동양인은 음식을 먹을 때 물부터 먼저 먹는데 이러한 습관은 버려야만 합니다.

국이나 찌개는 젓가락으로 건더기만 건져 먹고 국물은 절대 먹지 않도록 합니다.

서양인은 빵을 먹기 전에 스프를 먼저 먹는데 이것도 절대 삼가하고 빵으로만 먹고 물이나 스프는 2시간 후에 먹어야 합니다. 이렇게 2시간 후에 물을 먹는 것은 만병을 예방하는 방패가 됩니다.

만병의 원인은 과음, 과식과 절제없는 식생활 때문이기도 하지만, 식사를 할 때 물과 음식을 혼식하는 데에 근본적인 원인이 있다는 것이 음양 이론입니다.

하나의 예를 들면 음식은 불이요, 물은 음입니다. 인간이 살아가는 데 물과 불은 필수 조건이지만, 불은 불대로 활활 일어나는 작용을 해야 가치가 있는 것이고, 물은 물대로 순행을 잘 해야 가치가 있는 것입니다. 그러나 물과 불이 혼합되면 너도 죽고 나도 죽는 격이 되는 것입니다.

이와 같이 근본적으로 잘못되어 있는 음식 문화로 몸 안의 자연 치유력은 쓰레기 처리하는 데만 급급했지 병을 치료할 시간적 여유가 없기 때문에 만병이 유발할 수밖에 없는 것입니다.

오늘날 대부분의 사람들이 음식을 먹기 전에 물을 마시고, 또한 음식을 먹으면서 물을 먹어야 좋다고 생각하고 있는데 엉뚱하게 음양 이론을 들고 나와, 공연히 식사 때 물과 함께 음식을 먹기 때문에 만병이 온다고 하니 혹자(或者)는 얼른 이해가 안 갈 것이요, 상식 밖의 일이라고 생각할지도 모르겠습니다.

수천 년을 그렇게 내려왔으니까요. 또 80, 90이 되면 어김없이 늙은이 행세를 하게 되니까요. 음양 이론, 즉 생명의 법에서는 절대 80, 90세에 늙은이 행세를 할 수 없을 뿐만 아니라 100세쯤 되어야 이제 겨우 지적·육체적·재정적 완성을 가져와 진정한 실천적인 삶을 시작할 수 있다고 보고 있습니다.

(2) 음식과 물을 구분해 먹으면 만병을 예방

된음식을 먹고 수분을 섭취하지 않는 데 따른 직접적인 효과는, 침샘의 작용과 위액의 분비를 촉진시켜 살균 및 멸균력을 강화하여 음식에서의 각종 불순 세균들을 깨끗이 박멸하며, 과식 현상이 일어나지 않아 자연히 기혈 순환이 잘 되고 덩달아 호흡 조절이 순조롭게 이루어진다는 것입니다. 누구든 당장 체험을 해 보십시오.

음식을 먹을 때 국이나 찌개, 물 등을 같이 먹게 되면 우선은 배가 부르고 좋은 것 같으나 입을 꼭 다물고 숨을 길게 쉬어 보면 배꼽 위로는 실(實)하고 포만감이 들면서 호흡이 잘 되는 것 같은데, 배꼽 밑으로는(단전) 허(虛)하고 호흡이 잘 통하지 않는다는 것을 느낄 것입니다.

그러면 이번에는 된음식을 먹고 물을 먹지 않은 상태에서 입을 꼭 다물고 숨을 길게 쉬어 보면 반대로 배꼽 위로는 허한 기분을 느끼고, 배꼽 밑(단전)으로는 아주 실한 기분이 느껴지며 호흡이 잘 되는 것을 체험할 것입니다.

이와 같이 우리 인체는 음식을 섭취한 후 호흡 조절이 원활히 이루어져야 기혈 순환이 잘 되어 노폐물이 체내에 축적되는 현상이 일어나지 않고 따라서 만병도 생기지 않는 것입니다.

그런데 음식을 먹을 때 물을 같이 먹게 되면 상체는 호흡이 너무 잘 되고 배꼽 밑 하체는 반대로 호흡 조절이 너무 되지 않아 심장 박동이 잠시도 쉴 수 없으며, 그 리듬이 흐트러질 수밖에 없어 결국은 몸 위아래 전체가 달통(達通)해야 하는데 그렇지 못하기 때문에 기혈 순환 부족 현상이 일어나게 되는 것입니다.

이러한 이유 때문에 식사한 지 2시간쯤 지난 후에 물을 마시게 되면 음식 섭취에 온 힘을 쏟았던 자율 신경이 자신들의 임무를 완전히 끝낸 뒤이므로 편안한 자세로 공급되어지는 물을 충분히 수용하게 되어 실조 현상이 일어나지 않게 되는 것입니다.

이렇게 된밥을 먹고 2시간 후에 물을 먹으면 체질에 따라서 처음에는 소화도 안 되는 것 같고, 답답하기도 하고, 밥 먹은 것 같지도 않고, 또한 속이 쓰리기도 하고, 포만감이 오는 것 같고, 공연히 심란한 마음이 들어 손에 일이 잘 잡히지 않는 등등의 괴로움이 따를 수도 있습니다.

이런 현상들은 아기가 이유식을 하는 과정과 다를 바가 없고, 2주나 3주 정도 지나면 모든 괴로움은 없어지고 몸은 편안해지며 컨디션도 좋아질 것입니다.

그 동안 법도 없이 마구잡이로 먹고 마시던 식생활 습관에서 공급되어지던 넘치는 물량을 처리하느라 기진맥진해 있던, 다시 말해 나사가 확 풀려진 인체 세포가 단단히 조여지면서 조율이 되는 변화 과정에서의 하찮은 괴로움이라 생각하면 됩니다. 또 체질상 위장 부분에 많은 부담을 주었던 사람은 속이 쓰린 증세를 느낄 수도 있는데, 조금 괴롭더라도 며칠만 음식을 꼭꼭 씹어서 천천히 먹으면 자연히 정상으로 돌아오게 됩니다. 만약 쓰린 증세가 심해 참기 괴로우면 쓰린 데 먹는 약을 물 먹는 시간에 며칠 간만 복용해도 좋습니다. 그러나 먹지 않아도 괜찮을 것이니 참을 수 있으면 참아도 됩니다.

때때로 2시간 후에 물을 먹게 되면 갑갑하고 포만감이 드는 증세가 있을 수 있는데, 이럴 때는 물 먹는 시간에 물을 마시게 되면 편안해지게 되므로 조금도 염려할 필요가 없습니다.

(3) 음식은 열(熱:陽)의 에너지요, 물은 음(陰)의 에너지

세상 모든 사람들이 음식과 물만 구분하여 먹고 마시면 만병을 예방하는 것은 물론이요, 어지간한 환자는 다 회복할 수 있다는 것이 음양의 이론입니다.

음식은 열(熱:陽) 에너지이고, 물은 음(陰) 에너지라 할 수 있습니다. 따라서 음식은 남자요, 물은 여자라고 비유할 수 있는 것입니다. 남자가 여자를 맞이할 수 있는 정력이 있을 때 여자를 맞이해야만 존경과 화합이 이루어지듯이 된음식을 먹고 2시간을 참게 되면 몸에서는 강하게 물을 그리워하는 힘이 생깁니다. 즉, 양(陽)의 기운이 일어나는 것입니다. 이때 물을 마시면 물은 체내에 들어가자마자 위장에 정체할 시간도 없이 필요로 하는 각 장기(臟器)에 적절히 흡수되어 기혈 순환을 원활하게 해 주면서 노폐물을 걸러내게 되는 것입니다.

일반적으로 밥을 먹고 난 후에는 물을 먹어야 한다는 고정 관념에 집착한 오늘날의 그릇된 식생활 습관은 인체 내부의 음양 순행(陰陽循行)을 모르는 무지에서 비롯되었음을 깨달아야 합니다.

이러한 그릇된 관념 때문에 동맥 경화를 비롯한 각종 질병과 노화가 찾아오게 되는 것입니다.

그리고 2시간 후 물 먹는 시간에는 음료수나 커피, 기타 물 종류는 마음놓고 먹어도 되고, 다만 건강에 이상이 있는 사람만 당분 음료를 삼가해 주면 됩니다.

2시간 후에 물을 먹게 되면 처음에는 물을 많이 먹게 되지만 1개월쯤 지나면 하루종일 가도 물 먹고 싶은 생각이 없어 2,3일에 한 번씩 물을 먹게 되기도 합니다.

이때 물을 너무 적게 먹는 것은 아닐까 하는 걱정은 조금도 할 필요가 없습니다. 음식에 들어 있는 수분만으로도 음양 순행이 충분히 되기 때문입니다. 그리고 그만큼 물을 먹지 않는 습성이 체질화되면 침샘의 작용이나 위액이 강한 살균력을 갖게 되어 설령 콜레라 균이 몸 안에 침입했다 하더라도 살균 또는 멸균하여 건강을 그대로 유지할 수 있는 것입니다.

주변에서 된밥을 좋아하고 물이나 국에 말아먹지 않는 사람들을 보면 몸도 비대하지 않고 활력이 있으며 건강하게 생활하는 모습을 볼 수 있을 것입니다.

가축 중에도 염소나 토끼는 물을 좋아하지 않는 편인데, 그것들은 별다른 전염병에 걸리지 않는 대표적인 동물입니다.

물을 조절하는 식생활을 하다가 혹 설사를 할 경우 하루쯤은 물 한 모금 입에 대지 않고 단식을 하면 깨끗이 회복될 뿐만 아니라 오히려 설사하기 전보다 장의 기능이 증진될 것입니다.

명심할 사항은 이렇게 하루를 굶었다 하더라도 다시 식사를 시작할 때는 절대로 물부터 먼저 먹지 말고 된음식부터 먼저 먹으며 2시간 후에 물을 마셔야 한다는 것입니다. 반드시 된음식을 먹고 2시간 후에 물을 먹는 것을 잊지 마십시오.

(4) 질병의 증세별 물 조절의 효과

① 음식을 먹고 나서 소화가 잘 안 되고 가슴이 답답하거나 거북할 경우, 된밥을 먹고 물만 2시간 후에 먹으면 5일 정도 지나 뚜렷한 효과가 나타날 것입니다. 혹시 늦는다 해도 15일 정도만 지나면 신기하리만큼 좋아지는 것을 느낄 것입니다.

② 음식을 먹고 나서 곧 화장실에 가거나 하루에 대변을 여러 번 보는 경우, 물 조절을 10일 정도만 하게 되면 간단히 해소됩니다.

음식을 먹고 자주 대변을 본다면 장(腸)에 이상이 있거나 간(肝)에 이상이 있을 수 있는데, 어느 경우든 물 조절만 충실히 하면 20일 이내로 효과를 볼 수 있습니다. 단 생과일, 생야채를 절제하세요.

③ 변비일 경우 물 조절을 시작하는 첫날 아침·점심을 굶은 다음 물론 물도 일체 먹지 않고 오후 5시까지 참았다가 저녁을 된음식으로 먹은 후 다음 날부터 아침·저녁 두 끼로 된음식을 먹고 2시간 후에 물을 먹게 되면 4일 후면 신기한 효과를 볼 수 있습니다.

④ 암 초기 진단을 받았을 때는 절대 당황하지 말고 수술도 할 필요가 없습니다. 음식은 거의 채식 위주로 하고, 식물성

기름이나 고기류, 어패류, 꿀, 설탕이 들어 있는 음료수, 영양제 주사, 항암제 투여, 방사선 치료 등은 피하고 채식으로만 하되 음식은 된음식으로만 먹고 물을 2시간 후에 먹는 습관을 갖기만 하면 틀림없이 회복될 수 있으니 잘 조절하기 바랍니다.

그리고 만일의 경우 한약이나 병원 의사가 권한 약을 병행하고 싶을 때는 반드시 물 먹는 시간을 이용해서 복용하기 바랍니다.

⑤ 간염(肝炎) 환자들은 암 환자와 같이 채식 위주로 하고 약은 반드시 식사 2시간 뒤인 물 먹는 시간을 이용하면 절대로 악화되지 않고 효과를 볼 것입니다.

오늘날 간염 환자들이 주기적으로 의사의 지시를 받으면서 약을 복용해도 결국 간경화증을 비롯하여 간암으로 전환되는 이유는, 세상에 돌아다니는 영양학설에 기준을 둔 채 고단백 음식을 먹고 물 조절을 하지 않는 등 법도(法道) 없이 먹고 마시기 때문입니다.

누구든 간염 진단을 받은 이후에는 암 환자와 같은 방법으로 조절을 하되, 의사의 처방대로 약을 먹을 때에는 반드시 물 먹는 시간을 지켜 먹으면 됩니다. 그러면 한 사람도 낙오됨 없이 회복될 것입니다.

⑥ 당뇨병 초기의 환자들은 고기류를 먹되 기름이 너무 많은 고기는 먹지 말고 기름기가 없는 살코기로 먹고 물만큼은 엄격하게 2시간 후에 먹는 조절을 하면 좋은 결과를 볼 것입니

다.

그리고 될 수 있는 한 낮에는 활동을 많이 하십시오.

당뇨병은 10명 중 9명은 부유한 계층의 사람들에게 오는 병이므로 명예와 돈의 힘만 믿고 편안하게 몸을 굴리며 의사나 약의 도움에 의지하여 치료를 하려고 하면 절대로 고칠 수 없습니다.

세 끼 먹는 시간을 정확히 정해 놓고 물을 2시간 후에 먹는 습관을 붙이면 분명히 회복될 것입니다.

⑦ 폐결핵으로 약을 복용하는 환자들은 고기류를 피하고 된 음식으로만 먹고 2시간 후 물 먹는 시간에 현재 먹고 있는 약을 복용하면 15일에서 20일쯤 지나면 무릎을 탁 칠 정도로 신기한 효과를 볼 것입니다.

폐결핵 환자들은 상식적으로나 의학적으로 생각할 때 먹는 약이 독하기 때문에 기름진 음식을 많이 먹어야 좋다고 하지만 절대 그렇지 않습니다.

20년쯤 전에 필자는 결핵 환자들을 많이 지도해 보았지만, 지지고 볶은 고기류는 폐결핵 환자에게는 비상(砒霜)과 같이 위험한 것이라는 것을 지도하는 과정에서 체험했습니다.

그래도 꼭 고기가 먹고 싶다면 지지거나 볶지 말고 육회로 해서 먹거나 생선회로 해서 먹기 바랍니다. 상식적으로 생각하면 이해가 가지 않을 수도 있으나 실제로 조절을 해 보면 신기한 효과를 볼 것이니 꼭 실천하기 바랍니다.

⑧ 해소, 천식, 기관지, 갑상선 등 아무튼 기관지 계통의 이

상(異常)이 있을 때에는 꿀, 설탕, 기름진 음식, 식초 등을 피하고 식사 2시간 후에 물을 먹는 조절만 하면 빠른 시일 내에 효과를 볼 수 있습니다.

그리고 약을 복용한다면 언제나 물 먹는 시간을 이용해서 복용하기 바랍니다.

⑨ 부인병이나 보약을 먹는 사람이나, 기타 어떤 병으로 약을 먹는 사람은 된음식으로 먹고 약은 물 먹는 시간에 복용하십시오.

된밥을 먹고 물을 2시간 후에 먹는 법도(法道)를 지키다 보면 전환기에 오는 금단 현상(禁斷現象)을 누구나 조금씩 경험할 수 있는데, 전환기만 지나면 이것의 효과가 현저하게 나타남을 직접 체험할 것입니다.

⑩ 간혹 밥을 물에 말아먹고, 밥 먹고 나서 즉시 물을 많이 먹어도 조금도 지장없이 건강을 자신하고 있는 사람 중에 음양감식 조절법을 배척 내지는 무시하는 사람이 있는데, 이는 음식과 물, 인체간의 음양 순행을 모르는 무지의 소치로서, 이런 건강 체질이 물 조절을 하게 되면 더욱 더 건강해짐은 물론 80세가 넘어가도 젊음이 넘쳐흘러 경로석을 사용할 수 없는 서글픔(?)을 맛보게 될 것임을 명심하기 바랍니다.

❺

1일 2식(一日二食) 식이법

　1일 2식 식이법은 1일 3식 식이법과 병행하여 1개월, 혹은 2 개월씩 체질에 맞게 자유롭게 조절을 하되 가능하면 1일 3식 보다 1일 2식을 1:2, 또는 1:3의 비율로 점차 늘려서 수련을 해야 된다는 것을 명심하기 바랍니다.

　그리고 1일 2식의 식이법에는 사회 생활의 편의상 점심 · 저 녁 식이법과 아침 · 저녁 식이법으로 택할 수 있는데 원칙은 아침 · 저녁 식이법입니다.

(1)점심 · 저녁 식이법

　음양감식 조절 수련 단계 중 1일 2식 식이법으로 일단 시작 하면 새벽부터 점심 식사 시간까지는 물은 물론 우유나 계란 등 어떤 가벼운 음(飮)과 식(食)도 안 됩니다.

　낮 12시가 지나서 점심 식사를 된음식으로 먹되, 식사중 물이나 국을 먹어서는 안 됩니다.

물은 식사한 지 2시간이 지난 후 마셔야만 합니다.

아침부터 점심 때까지 아무 음식도 입에 대지 않았다 하여 점심 식사 때 된음식 이외에 국이나 다른 물 종류의 반찬을 같이 먹게 되면 식사 후 식곤증이 찾아오고 위 확장으로 인한 위하수(胃下垂)가 유발될 뿐만 아니라, 인체가 음양의 균형을 잃어버리게 됩니다.

그것은 아침부터 점심 때까지 단식으로 인하여 인체 내부에 피어오르던 열기운과, 낮에는 양체질(陽體質)이 되어 일어나는 열기운을 점심 식사 때 먹은 국이나 물이 꺾어 버려 음양의 균형이 실조함으로써 생기는 현상입니다.

그러나 점심에 된음식만 먹고 식사중 물이나 국 또는 물 종류의 반찬을 먹지 않으면 위장은 튼튼해지고 식후의 포만 상태에서 오는 식곤 증세도 사라지면서 몸은 가벼워지고 마음은 상쾌해져 최고의 쾌적 지수(快適指數)를 유지하며 활기찬 사회 생활을 할 수 있습니다.

저녁 식사를 할 때에는 물론 식사한 지 2시간 후에 물을 마시는 것이 이상적이지만 점심·저녁 2식을 할 때에만 예외적으로 식사중 국이나 물 또는 술 등의 물 종류 음식을 함께 먹어도 큰 지장이 없으나 질병이 있으면 역시 물은 2시간 뒤에 마시도록 해야 합니다.

저녁 6시 이후 밤시간이 되면 우리 인체는 음체질(陰體質)이 되어 물기운이 일어나는 시간이므로 인체의 체질과 물음식이 상생(相生)하며 조화가 이루어집니다.

바쁜 사회 활동 혹은 직장 내에서의 다양한 인간 관계에도 불구하고 1일 2식의 식이법을 실천하기 위해 새벽부터 낮 12시까지 갈급(渴急)한 음료수의 유혹을 물리칠 수 있는 결단성만 갖게 되면 여러분의 음양감식 조절은 대성공이라 할 수 있습니다.

그리고 술로 인한 각종 질환에 전전 긍긍할 필요도 이유도 없으며 각종 만성적인 질병에서도 완전히 해방될 수 있을 것입니다.

(2) 아침·저녁 식이법

1일 2식 중 아침·저녁의 식이법은 전반기 7년의 준비 수련 과정 중에 가장 중요한 식이법이며 나아가 후반기 7년의 본격 수련에 적응하기 위한 기본적인 체질 형성에 보다 가까이 접근할 수 있는 지름길이기도 합니다.

아침·저녁만 먹는 식이법에서는 무엇보다 물과 음식을 뚜렷이 구분하여야 합니다.

또한 아침·저녁 두 끼 식사는 일종의 기도식(祈禱食)으로서 뜨겁지도, 너무 차지도 않은 미지근한 물을 마셔야만 합니다.

준수 사항은 다음과 같습니다.

① 아침은 오전 6시~8시 사이에 먹는다.

② 아침 식사중 국이나 물은 절대 먹지 않는다.

③ 저녁 물 먹는 시간까지는 물을 절대 먹지 않는다.

④ 저녁 식사 시간까지는 어떤 음식이나 간식도 삼가한다.

⑤ 꿀, 설탕을 먹지 않으며 당분이 함유된 음식이나 음료수도 절대 피한다.

⑥ 특히 돼지고기는 절대 먹지 않는다.

⑦ 저녁은 오후 5시~7시 사이에 먹는다.

⑧ 저녁 식사중 국이나 물은 절대 먹지 않는다.

⑨ 물은 저녁 식사를 하고 난 2시간 후부터 10시까지는 마음 놓고 마실 수 있다.

⑩ 물 먹는 시간 외에 어떤 갈증이나 맛의 유혹이라도 단호히 물리쳐야 한다.

이렇게 물 먹는 시간을 반드시 지켜야 하는 것은 신체의 이기(二氣)인 음양의 변화에 맞추어 모든 음식을 먹어야 우리 인체의 세포 활동이 나사를 꼭 죄어 주듯 더욱 활발해지기 때문입니다.

만일 아침 식사중이나 식사 후 곧바로 물을 먹게 되면 낮시간에 심한 공복감을 느끼게 되고, 또한 체력이 급격히 떨어져 기운이 없어지며 몸이 무겁게 되어 저녁 식사 시간까지 참기가 매우 어렵게 됩니다.

식사 후 6시간이 지나면 위장이 완전한 공복 상태가 되면서 체내에 열기운이 일어나게 되어 있습니다. 다시 말해 우리의 인체는 밤 12시가 되면서 양이 동(動)하기 시작하여 새벽 4시부터는 본격적인 양체질(陽體質)이 되어 불기운이 일어나는데 아침 식사중이나 식후에 물을 먹게 되면 일어나는 불기운(양기운)을 꺾어 버리는 결과로 정상적인 기력(氣力)을 잃어버리게 되는 것입니다.

그렇지만 음양감식 조절법에 따라 아침 식사중 국이나 물을 먹지 않고 또 식후에도 물 먹는 시간까지 물을 먹지 않으면 양체질로 변화되는 체내의 불기운이 정상적으로 일어나기 때문에 점심 시간에도 배는 조금 고픈 것 같지만 공복을 느낄 수가 없고, 몸이 오히려 가벼우면서 상쾌해져 예전에 못 느끼던 새로운 활력을 누구나 느낄 수 있게 될 것입니다.

그리고 저녁 식사 때도 아침 식사와 마찬가지로 식사중에 국이나 물을 마셔서는 안 됩니다. 왜냐하면 아침을 먹은 후 하루종일 물 한 모금 입에 대지 않아 체내에는 마치 불길 같은 열기운이 상승하고 있는데 저녁 식사중에 국이나 물을 마셔 활활 타오르던 열기운을 꺼 버리면 음양의 불균형을 가져와 몸이 무거워지고, 힘이 빠지며, 식후에 곧바로 식곤증이 오기 때문입니다. 뿐만 아니라 위장이 확장되어 위하수(胃下垂) 증세도 일어날 수 있습니다.

따라서 저녁 식사 때 아무리 입이 마르고 갈증이 나더라도 된음식으로 식사를 하되, 음식을 충분히 씹어서 삼키게 되면 입 안의 침과 위에서 분비된 소화액에 의해 체내의 열기운과 함께 섭취된 모든 음식을 완전히 소화, 흡수하게 됩니다.

그리고 2시간 뒤에 물을 먹음으로써 위에 부담을 주지 않고 나아가 음양의 균형을 이루어 점차 영생 체질(永生體質)로 세포를 조율하게 되는 것입니다.

이렇게 아침·저녁 1일 2식의 연단(鍊鍛)을 엄격히 쌓으면 쌓을수록 숨겨져 있던 놀라운 생명의 씨앗의 유전 인자는 본색을 드러낼 수 있게 되는 것입니다.

❻

1일 2식 수련시 인체의 변화

먼저 1일 3식 수련시에는 별로 느낄 수 없었던 신체상의 여러 변동이 1일 2식의 감식 과정에 들어오면서 나타나기 시작하는데 그 점에 대해 조금도 걱정하거나 동요할 필요는 없습니다.

몇 가지 변화는 다음과 같습니다.

① 감식으로 인해 체중이 보통 20일 전후해서 1~5kg 정도 줄며 체질에 따라 10kg까지 체중이 빠지는 경우가 있습니다.

② 소변 색깔이 짙어지고 탁(濁)하게 되며 때로는 붉은 색을 띠기도 합니다.

③ 체질에 따라서 빈혈, 현기증 등이 일어날 수 있으며 몸에 이상이 있는 부분에는 바늘로 찌르는 듯한 통증이 일기도 합니다.

④ 2주 정도는 갈증을 느끼나 전혀 갈증을 느끼지 않는 체질

도 있습니다.

이렇게 1일 2식으로 감식 조절을 하다 보면 사소한 여러 가지 변동이 있을 수 있지만, 그것은 체질이 근본적으로 개선되는 과정에서 생기는 전환기의 변화인 만큼 염려하거나 걱정할 필요가 없습니다.

오직 확신을 갖고 인내하며 감식 조절을 10일 정도만 하게 되면 신체 변화로 인한 여러 가지 괴로움은 점차 사라지고 새로운 기운이 서서히 일어날 것입니다.

그리고 20일이 지나면서부터는 인체의 모든 괴로움이 없어지고 1일 2식만 하여도 새로운 힘이 솟아나며, 정신은 맑아지고 의욕이 샘솟는 여러 가지 신기한 변화의 자각 증상을 경험하게 될 것입니다.

하루에 식사를 두 번만 하고 그 외 전혀 간식을 하지 않기 때문에 영양 섭취가 충분치 못하여 필수 영양이 조금씩 부족할 수 있습니다.

그러나 음양감식 조절법은 인체의 음양에 맞춘 것으로, 물과 음식을 엄격히 구분하여 섭취함으로써 부족분을 메워 주는 새로운 생산 세포(生産細胞)가 생성되어 필요로 하는 모든 필수 영양분(必須營養分)을 자체 충당하는 감식 조절법이므로 영양학설 이론에 동요할 필요가 조금도 없습니다.

요컨대 현대 의학은 인간의 질병을 수동적인 입장에서 치료하는데 반해, 신비한 음양감식 조절법은 능동적이면서 근본적으로 인간의 질병을 치료, 예방하고 질병의 고통으로부터 벗어날 수 있도록 체질을 개선시켜 새로운 생명 세포를 만들어 넘으로써 활명(活命)의 기운을 샘솟게 하는 것입니다.

❼

1일 1식(一日一食) 식이법

1일 2식 식이법으로 점심·저녁과 아침·저녁의 하루 두 끼 먹는 감식 조절을 하다 보면 1일 1식의 식이법은 쉽게 할 수 있습니다. 쉴 사이 없는 활동 속에 많은 노력이 필요한 직장인들에겐 어려울 것 같지만 단계적인 감식 조절의 연단(鍊鍛)을 쌓아온 터이므로 생각보다 훨씬 수월할 것입니다.

또한 가벼운 몸과 마음, 두 끼를 먹지 않는 데서 오는 시간적 여유는 사색과 연속적인 활동을 가능케 함으로써 평소에 느끼지 못했던 환희마저 느낄 수 있을 것입니다.

1일 2식 때와 마찬가지로 다만 한 가지 커다란 어려움은 미각(味覺)에 대한 유혹을 어떻게 참아야 할 것인가입니다. 하지만 "미식(味食)은 칼보다 무섭다"라는 값진 경고를 겸허히 받아들여 1일 1식 감식 조절을 신념과 인내로써 견뎌내기 바랍니다.

이렇게 2, 3주 정도만 수련하면 우리 인체는 음양의 조화와 생산 세포(生産細胞)의 생성으로 자연 영양(自然營養)의 대체 생산 기능(代替生産技能)이 증진되어 하루 한 끼만 먹어도 영양 음식을 많이 먹을 때보다 훨씬 신체 활력이 좋아질 것입니다. 그리고 자연 치유의 능력이 불같이 일어나 어떠한 질병도 몸 안에 머무를 수 없게 되어 결국은 무병 장수의 체질이 될 것입니다.

1일 1식의 감식 조절(減食調節) 수련에 관한 식이법과 준수 사항은 다음과 같습니다.

① 확신과 신념을 가지고 각오와 인내로써 꾸준히 규칙적으로 엄격하게 한다.

② 1일 1식은 하루 식사 중 저녁 한 끼로 선택하여 감식 조절한다.

③ 저녁 식사는 오후 5시에서 7시 사이에 하고 한 번 정한 식사 시간은 일정하게 맞추어 꾸준히 조절, 수련한다.

④ 아침에 눈을 뜨면서부터 이미 정해진 저녁의 식사 시간까지는 어떤 음식이라도 먹어서는 안 된다.

⑤ 저녁 식사중 국이나 물은 절대 먹지 않는다.

⑥ 저녁 식사는 반드시 된음식으로 충분히 씹어서 먹는다.

⑦ 물은 저녁 식사가 끝난 2시간 뒤에 마시며, 10시까지는 구애없이 마음껏 마셔도 좋다.

⑧ 저녁 식사중 꿀, 설탕, 돼지고기가 들어 있는 음식은 일체 삼가한다.

⑨ 1일 2식 수련 때와 같은 약간의 인체 변동이 있으나 조금도 걱정하거나 동요할 필요는 없다.

이렇게 음양감식 조절법의 전반기 준비 수련 과정의 연단을 인내로써 꾸준히 하면 영원히 살 수 있는 장생 체질(長生體質)로 체질을 개선해 들어갈 때 쉽게 들어갈 수 있습니다. 영생할 수 있는 4차원의 체질로 체질을 개선하기 위해서는 오직 음양감식 조절을 해야만 가능하다는 것을 인식하고 어려운 연단이라 할지라도 꿋꿋하게 인내로써 수련을 쌓아 나가기 바랍니다.

제2절 · 후반기 7년의 음양감식 조절법

❶

후반기 7년의 음양감식 조절법

생명의 법 본체(本體)이며, 음양감식 조절법의 실체(實體)인 후반기 7년의 본격 수련 과정은 죽음을 숙명으로 알고 있는 우리 인간 생명력의 유한성에 도전하여 생명력의 무한성을 부여받아 죽지 않고 영원히 살 수 있는 장생 체질로, 인체의 구조적인 세포의 생성 과정을 근본적으로 개선하는 이른바 음양감식 조절법의 핵심적인 수련 과정입니다.

이러한 새로운 이론은 물론 아직 미답(未踏)의 경지로서, 그 신비하고도 기적과 같은 능력을 도저히 이해할 방법이 아직은 없겠지만, 전반기 7년의 감식 조절을 어느 정도 숙지할 만큼 수련을 하게 되면 스스로 느껴지는 체질의 변화 과정을 유추해서 그 가능성의 혜안(慧眼)을 어느 정도는 갖게 될 것입니다. 또한 현대 의학적인 실험을 통해서도 얼마든지 인간의 가장 큰 소망인 불로 장생의 꿈이 꿈으로만 끝날 문제가 아님을 인식하리라 확신하는 바입니다.

인생은 맡겨진 역할을 연습할 새도 없이 잠시 왔다가 가 버리는 철새와 같은 거라고 한탄했지만, 이제부터는 100년 정도의 갈팡질팡했던 미로의 삶 속에서 축적된 기술, 지식, 경륜 등을 본격적으로 원대한 삶에 응용할 수 있도록 음양감식 조절법의 본격 수련인 후반기 7년의 감식법을 설명하도록 하겠습니다.

생의 대도(大道)를 두루 섭렵할 수 있는 아주 좋은 기회라 여기고 신념과 기대와 확신을 갖고 창조적으로 도전하여 일찍이 느껴 보지 못했던 환희를 맛보시기 바랍니다.

지금까지 듣고 보아 왔던 것과는 전혀 차원이 다른, 회춘의 젊고 생기 발랄한 육체를 보존한 채 펼치는 장구한 인생 여정임을 분명히 인식하면서 100년, 200년 후의 생을 설계하기 바랍니다.

전반기 준비 수련 7년 동안은 어떤 음식이든 수련자 자신의 식생활 환경과 수준에 따라 그 생활에 알맞는 형태의 음식으로 감식 조절을 하기 때문에 별다른 어려움이나 생활에 변화를 주지 않고 할 수 있습니다.

그러나 후반기 본격 수련의 7년 동안은 전(前) 3년 6개월, 후(後) 3년 6개월로 구분하여 엄격히 나누어 수련함은 물론 일정한 음식으로 일정한 분량을 정확한 시간에 하는 규칙적인 식생활 수련을 쌓아 나가야만 합니다.

이미 식단에 맞추어 짜여진 일정한 분량의 음식을 정해진

시간에만 먹게 되면 처음에는 영양이 좀 부족한 듯한 기분이 들지만, 제1차 6개월을 규칙적으로 꾸준히 정해진 음식으로 조절 수련하면 약간 부족하던 음식으로도 신체 조절이 정상적으로 회복되며 다음 단계에서 다시 음식을 조금 줄여 감식합니다. 이러한 단계적인 조절 수련을 통하여 후반기 7년 과정 중 먼저 3년 6개월의 수련 과정을 밟아 나가는 것입니다.

그러면 장생 체질인 4차원 체질로 개선할 수 있는 후반기 7년의 본격 수련 과정에 대해 보다 구체적으로 이해하기 위해 도표에 대한 설명을 참고하기 바랍니다.

*도표는 본문 뒷편에 있습니다.

❷

도표의 1차 6개월

도표의 1차 6개월 동안은 육체의 약한 세포가 강한 세포로 50% 전환하는 초기 단계로, 모든 세포의 노화 진행을 정지시키는 과정입니다.

예를 들면 젖을 먹고 발육하는 유아가 서서히 젖을 떼려고 준비하는 과정으로 생각하면 되겠습니다.

재삼 언급하거니와, 생명의 유한성에 감히 도전장을 내어 인체에서 반복하여 생성 소멸하는 세포의 질적 개선을 유도함으로써 근본적으로 체질을 바꾸기 위한 기초를 다지는 입문(入門) 단계라 하겠습니다.

③

도표의 2차 6개월

도표의 2차 6개월 동안은 육체의 약한 세포가 강한 세포로 98% 전환하는 본격 단계로, 모든 인체 세포의 노화 진행을 정지시켜 노화 현상으로부터 완전히 벗어나 강한 세포로 전환, 아주 새롭게 형성되는 기간입니다.

예를 들면 젖을 먹던 유아가 젖을 완전히 떼는 기간이라 할 수 있습니다.

➍

도표의 3차 6개월

    도표의 3차 6개월 동안은 육체의 모든 세포가 강한 세포로 전환하여 형성된 후 보다 더 강한 세포로 성장하기 위해 성장 세포로 50% 전환하면서 형성되는 기간입니다.

    예를 들면 젖을 완전히 뗀 유아가 다음 단계의 알맞은 음식을 먹으면서 서서히 성장하는 것과 같은 기간입니다.

❺

도표의 4차 6개월

　도표의 4차 6개월 동안은 육체의 모든 세포가 강한 세포로 전환하여 형성된 후 보다 더 강한 세포로 성장하기 위해 성장 세포로 98% 전환하여 완전히 형성되는 단계입니다.
　예를 들면 소년기에서 청년기로 접어드는 기간과 같다고 보겠습니다.

❻

도표의 5차 3개월

도표의 5차 3개월 동안은 육체의 모든 세포가 노화 예방력이 뛰어난 성장 세포로 형성된 후 더욱 강해진 성장 세포의 힘이 생산 세포로서 작용하는 기간입니다.

예를 들면 성장한 청년이 사회에 진출하여 직업 전선에서 돈을 벌기 시작하는 것과 같다고 하겠습니다.

이렇게 하여 도표의 4차 6개월 단계까지는 적당한 분량의 일정한 음식을 단계적으로 감량하는 조절 수련을 해야만 신체 조절이 회복되지만, 5차 3개월 단계부터는 감량의 단계를 6개월에서 3개월로 단축하여 조절하여도 신체 조절이 6개월 때와 마찬가지로 회복될 수 있는 단계에 들어섰다고 보아도 좋습니다.

❼

도표의 6차 5개월

도표의 6차 5개월 동안은 인체의 모든 세포가 생산 세포로 완전히 전환하여 세포 활동이 생산 세포로 자율적인 작용을 하게 되는 단계입니다.

예를 들면 성장한 청년이 사회에서 생산적인 역할로 돈을 벌어 저축하는 것과 같은 것입니다.

도표에 있는 바와 같이 6차 5개월 단계에서는 전 75일, 후 75일로 그 기간이 다시 나누어지는데, 이는 전후반에 따라 음식 종류와 음식 분량이 각기 다르기 때문입니다.

이렇게 해서 전 3년 6개월(42개월)의 기간 동안 6개월을 주기로 일정한 음식을 단계별로 조금씩 줄여 감식하다가 6차 5개월 단계에 도달하면 섭취하는 분량이 아주 적은 소식(小食)을 하게 됩니다. 그러나 신체 활동은 소식하는 만큼 최대의 안정 상태를 유지하면서 체내의 가스와 노폐물을 일시에 처리하여 새롭고 싱싱한 젊은 세포가 생성되어 세포막이 부드럽고 유연해지면서 탄력을 되찾게 됩니다.

뿐만 아니라 백혈구의 힘이 막강해져 어떠한 질병이나, 파괴력이 강한 병균체라 하더라도 체내에 들어오거나 접촉되는 즉시 박멸되는 강한 멸균력을 갖추게 되고, 나아가 신체의 모든 조직이 그 활동과 제어력이 탁월해져 활력이 넘치는 초월현상(超越現象)의 단계에 들어서게 됩니다.

따라서 정신은 맑아지고 마음은 편안히 안정되며 살갖은 어린이와 같이 부드럽고 탄력성이 되살아나 다시 체질적으로는 소년기로 회복되는 것입니다.

그러나 이와 같은 조절 수련의 최종 단계인 5개월 동안의 괴로움은 그야말로 전갈(全蝎)이 사람을 쏘았을 때와 같은 괴로움이라 할 수 있으며, 바로 그같은 죽음의 고통과 삶의 유희를 함께 맛보다가 영원히 죽음을 떠나 장생(長生)의 길에 들어서는 체질로 변하게 되는 달관의 경지에 도달하게 되는 것입니다.

❽

도표의 7차 10개월

도표의 7차 10개월 동안은 인체의 모든 세포가 생산 세포로 완전 전환된 후 에너지를 발산할 수 있는 능력이 일어나게 되는 단계입니다.

즉 인체의 생산 세포가 능력과 에너지를 발산하여 그 능력의 기운을 타인에게 전할 수 있는데, 만일 이때에 생산된 능력의 기운을 집중해서 중환자에게 손으로 전하면(안수하면), 중병이나 불치병의 환자라도 병을 깨끗이 치유할 수 있는 신비한 초능력의 현상과 나아가 그 예지력은 상상하기 힘들 정도의 영적 교감(靈的交感)의 경지에 들어서게 되는 것입니다.

이와 같이 음양감식 조절법의 후반기 본격 수련의 7년 과정 중 전(前) 3년 6개월의 7차 단계까지 수련을 마치고 나면 신체에서는 약간의 인광(人光)이 비치고 눈에는 광채가 나며, 신체는 초능력이 발휘되어 생명력을 무한히 지속시키는 활력의 기운이 솟아나게 됩니다.

이렇게 하여 숙명적으로 찾아오는 죽음은 물러가고 무한한 영원계(永遠界)로 생명력을 영속하는 신비를 찾게 되는 것입니다.

그러나 이러한 음양감식 조절법의 피안의 세계를 설명드려도 대부분은 잘 이해할 수 없을 것입니다.

이와 같이 1차에서 7차 단계에 이르기까지 음양에 맞추어 음식을 감식 조절하게 되면 후반기 본격 7년 수련 기간 중 전반기 3년 6개월의 연단을 마치게 되는 것입니다.

그 다음 마지막 단계인 후(後) 3년 6개월의 수련 과정이 남게 되는데, 그 무아경의 경지에 들어서는 심오한 철리(哲理)를 지금 설명드려도 만화(漫畵)같이 들릴 수 있으므로 적절한 시기를 선택하여 후반기 마지막 본격 수련 과정의 음식 선택과 분량, 조절, 시간 등을 상세하고 구체적으로 설명드리기로 하겠습니다.

후반기 본격 수련의 첫 단계인 3년 6개월의 음양감식 조절을 통해 우리의 인체가 장생 체질로 점차 개선되면서 본격 수련의 마지막 단계인 후 3년 6개월 기간의 첫 수련 과정 40일이 지나면 영체(靈體)로 개선된 인체에서 기적의 초능력이 자유자재로 발휘되어 인간 자신의 감성으로는 감히 상상할 수 없는 신비한 4차원 체질의 실상을 맛보게 될 것입니다.

이처럼 4차원의 장생 체질로 개선되게 되면 우리 인간은 다시 태어나는 근본 위치에 도달하게 됩니다. 즉 시작은 끝이요, 끝은 시작인 것입니다.

그래서 생명의 법을 깨닫고 음양감식 조절법을 본격 수련, 전후반 14년을 도표에 표시된 날짜에 맞추어 수련을 마치면 인체에서 광채가 나고, 마음으로만 생각한 모든 이상이 현실로 다가오며, 시간과 공간을 초월한 영원의 세계가 펼쳐질 뿐만 아니라 공차원(空次元)이 자신의 체질 차원화되어 생명의 빛은 끝없이 영구 순환하게 될 것입니다.

여기에 한 가지 부연하자면 이러한 무아경의 경지에 들어올 수 있게 되었다는 것은 이기(二氣)의 완전한 합일과 활용(活用)이 자유롭게 운용(運用)되는 환경의 체질로 되었다는 것을 의미합니다.

따라서 이러한 기의 활용은 성질상 악(惡)의 기(氣)와 선(善)의 기(氣)로 나뉘어져 악의 기가 득세하면 마음을 담은 그릇인 육체가 파멸되고, 다시 말해 그릇이 깨어지는 결과를 가져오고, 선의 기가 득세하면 그 활용 용도에 따라 몸과 마음이 더욱 더 활명하게 된다는 것입니다.

삶의 올바른 자세

제1절 · 음식과 불로초

❶

불로초(不老草) 먹는 법

"불로초란 무엇인가? 불로초는 과연 어디에 있는가?"

불로초라고 하면 전설적인 이야기 같지만 옛날 중국의 진시황이 불로초에 대한 애착을 많이 가진 것으로 유명합니다.

모름지기 옛부터 진시황뿐만 아니라 이 세상 모든 사람들이 불로(不老)를 간절히 원했고, 또 원하고 있습니다. 그러나 과연 불로초가 어디에 있는지, 어떻게 생겼는지, 또는 어떻게 구해야 하는지 수천 년이 흐른 인류 역사 이래 어느 누구도 찾을 엄두를 내지 못하고 고작 100년 1세기의 천수를 그저 숙명이거니 하고 포기한 채 가장 성스럽게 보존하고 관리하여야 할 자신의 몸을 무지막지한 무법자로 격하시키면서 의지와는 반대로 부실하게 운영하고 있습니다.

불로초는 멀리 있는 것이 아닙니다. 우리가 매일 먹고 마시는 음식과 인체의 음(陰)과 양(陽)의 조화에 맞추어 '음양감식 조절법'을 따를 때에 비로소 그 음식이 불로초가 되는 것입니다.

"식사를 하셨습니까?"라는 인사말을 "불로초를 드셨습니까?"라고 바꾸어도 자연스럽게 생각되도록 음식 문화가 바뀌어져야만 하겠습니다.

23세가 지난 이후부터는 아침·저녁 두 끼만 먹는 것이 인체의 세포를 노화에서 벗어나게 해 주는 길입니다. 그러므로 지금까지 80, 90세가 되면 숙명적으로 늙는다는 두터운 고정관념의 벽을 허물고 아침·저녁 두 끼를 된음식으로 먹되 2시간 후에 물을 먹는 것을 겸허하게 받아들여야 하겠습니다.

앞에서도 언급한 바와 같이 많은 시간과 돈, 노력, 경륜을 투자하여 형성된 성스럽고 보배로운 우리의 몸을 100년 1세기의 소모품으로, 아니 일회용으로 사용하기엔 너무나 아깝고 무가치한 자학 행위라 아니할 수 없습니다.

때문에 필자는 살신 성인의 정성으로 죽음의 문턱을 드나들면서 결국 불로초를 찾았으며, 이렇게 값지게 찾은 것이기에 만인이 먹을 수 있도록 지극 정성으로 일러 드리는 것입니다. 혹시 불로초를 드시다가 몸에 맞지 않을 때는 하루 세 끼 식사로 돌려 물만 2시간 후에 먹는 방법을 취하다가 다시 하루 두 끼의 불로초를 먹는 방법을 취하면서 신축성 있는 식생활로 조절하기 바랍니다.

법을 지키지 않음으로써 죄인이 되어 사형 선고를 받고 죽음의 공포 속에서 허둥지둥 살아가기보다는 생명의 법을 지켜

심신의 편안함 속에서 여유롭게 확신을 가진 삶을 살아가길 바랍니다. 그럴 때 이 세상을 보는 눈은 너무나 다를 것입니다.

쉬운 예로 우리의 인생을 두세 배 정도만 늘려 잡아볼 때 자동차를 80km에서 40km로 줄여 달려도 편안히 아무런 위험 없이 목적지에 도달할 수 있는 생의 여유를 갖게 될 것입니다.

그렇게 바쁘게 80년쯤 반짝 살다가 허둥지둥 생을 포기해 버려야 할 만큼 우리가 하찮은 존재인가 곰곰이 생각해 보고 스스로 판단하시기 바랍니다. 창피스런 무법자로 반짝 삶을 살든가, 음양감식 조절법을 준수하면서 불로초를 먹든가 선택은 여러분의 자유입니다.

❷

단식 (斷食) 과 금식 (禁食)

　일반적으로 단식과 금식에 관한 개념을 혼돈하고 있는데, 단식은 음식뿐만 아니라 물 한 모금도 일체 입에 대지 않는 것을 말하고, 금식은 물은 먹으면서 음식을 일체 먹지 않는 것을 말합니다.

　그래서 여러 건강 단체에서 수련하는 단식과 종교인이 기도하며 수련하는 금식은 다른 식이법과는 달리 음식을 먹지 않고 굶으면서 하는 수련으로 인간 의지의 한계에 도전하는 극기 식이 수련(克己食餌修練)입니다.

　따라서 단식과 금식은 짧은 기간 동안 몸과 마음을 모아 정신력을 한 곳에 집중하여 건강을 되찾는 정신력 수련이라고 할 수 있습니다.

　이러한 경우 전문가의 지도를 받으면서 단식이나 금식 수련을 엄격히 잘하면 건강에 많은 도움이 됩니다.

그러나 음양감식 조절법 측면에서는 단식이나 금식 수련을 어떻게 얼마나 했느냐 하는 것보다는 그러한 수련을 마친 후에 음식 조절을 어떻게 하느냐를 더욱 중요하게 가르치고 있습니다.

그러한 점에 대해 좀더 구체적으로 설명을 하겠습니다.

(1) 단식을 하였을 때

음식뿐만 아니라 물 한 모금도 먹지 않는 단식을 하면 위가 텅 비게 됩니다. 이럴 때 종래에는 위에 부담을 주지 않기 위해 죽이나 과일즙 등 부드러운 물음식부터 조금씩 먹으면서 점차 일반 음식을 먹는 순서로 단식 후의 섭생을 하는 게 통례였습니다. 그러나 그같은 섭생 방법이 오히려 건강에 악영향을 미치는 수가 있습니다.

왜냐하면 음식이라고는 물 한 모금도 먹지 않았으므로 단식을 해 오는 동안 인체는 바짝 달은 양솥마냥 양체질(陽體質)로 달구어져 몸 안에서 불기운이 계속 일어나는 상태입니다. 그런데 단식을 마친 상태에서 물음식인 죽이나 각종 과일즙을 먹게 되면 체내에서 일어나는 불기운을 물로써 갑자기 꺼 버리는 상극 현상(相剋現象)이 되어 피어오르는 기(氣)를 꺾어 신체 활명(身體活命)을 약화시키게 됩니다.

따라서 물음식을 먹으면 먹을수록 정신력은 약해지고 손발에 힘이 빠지면서 영양 실조 증세와 더불어 여러 후유증이 찾아와 아무리 좋은 약을 써도 회복하기 힘들고, 설령 회복했다

하더라도 그것은 일시적인 회복일 뿐, 후일 나이가 들면 다시 그 후유증으로 고통을 받는 것이 비일비재(非一非再)한 일입니다.

이렇듯 건강을 위해 애를 썼던 단식 수행이 자칫 잘못하면 오히려 건강을 해치는 결과를 초래하는 수도 있습니다.

그렇지만 음양감식 조절법에서는 단식을 하더라도 단식을 한 후 바로 물 종류의 음식을 먼저 먹지 않고 반드시 된음식을 먹되 충분히 씹어서 먹고 난 다음 2시간이 지난 뒤에 물이나 즙을 마시도록 하고 있습니다.

일반적으로 단식하는 동안 비어 있던 위에 갑자기 된음식이 들어가면 위에 과중한 부담이 되지 않을까 하는 의문이 생기겠지만, 그 점은 조금도 걱정하지 않아도 됩니다.

왜냐하면 단식으로 체내에 한껏 피어오른 양기운(陽氣運)의 힘이 갑자기 들어온 된음식이라 할지라도 강력한 소화력을 발휘하여 말끔히 소화시키기 때문입니다. 그리고 전보다 신체의 음양 균형의 조화로 더욱 더 활명(活命)의 기운이 감도는 것을 느끼게 될 것입니다.

그러나 한 가지 반드시 지켜야 할 주의 사항은 단식 후의 음식 조절을 하는 1주일 정도의 기간 내에는 꿀이나 설탕 등 당분류의 음식은 삼가해야 한다는 것입니다.

(2)금식을 하였을 때

단식과는 달리, 음식은 먹지 않지만 물을 마시면서 하는 금

식은 단식과는 반대로 금식 후에 된음식부터 먹어서는 절대로
안 됩니다.

일반적으로 금식을 하고 난 뒤 죽이나 물음식을 보통 먹고
있기 때문에 큰 문제는 따르지 않으나 금식을 하는 동안 마셨
던 물이 음식을 먹지 않아 일어나는 불기운을 꺾어 버려 음양
실조(陰陽失調) 현상을 초래함으로써 인체 내부의 음양 균형
이 깨어져 시간이 지날수록 각종 후유증이 나타나게 됩니다.

따라서 건강을 위한 단식이나 신앙적인 정신으로 하는 금식
은 전문 지식을 갖춘 선생이 있어서 정확하고 올바른 지도 아
래 수행을 해야지, 일반적인 상식이나 단편적인 지식만을 갖
고 임하면 안 됩니다.

금식을 많이 했거나 오래도록 수행한 분들을 보면 몸이 안
정이 되지 않고 팔과 다리에 안달 증세가 나타나며 수면 상태
가 불안해져 불면증에 시달리는 등 여러 후유증이 있는 것을
볼 수 있습니다.

(3) 금식과 단식의 후유증으로 고생할 때

이렇듯 금식 후에 찾아오는 후유증은 어떤 명약으로도 회복
이 불가능하지만, 음양감식 조절법의 1일 2식 식이법을 3개월
정도만 엄격하고 꾸준하게 실천하면 금식 수련 후의 모든 후
유증을 깨끗이 씻어낼 수 있습니다. 뿐만 아니라, 건강 차원
을 뛰어넘어 장수 차원으로 인도할 것임을 확언합니다.

따라서 단식이나 금식 역시 음양감식 조절법에 맞추어 수련

하면 놀라울 만큼 신비한 효과를 볼 수 있을 것입니다.

⑷금식을 끝맺을 때

금식을 며칠을 하였든지간에 마지막 날에는 24시간 동안 물 한 모금도 먹지 말고 완전 단식을 한 후에 된음식을 먹고 2시간 후에 물을 먹게 되면 보식에 신경쓸 필요없이 빨리 회복되고 아주 좋은 효과를 볼 수 있습니다.

❸

소식(小食)에 대하여

옛부터 양생(養生)의 비결 중에 적게 말하고, 적게 먹으라는 것이 있습니다.

소식을 하면 위장이 70~80% 정도만 채워지고 백혈구가 양산되어 면역력이 강해진다는 니시 박사의 연구 결과도 있습니다.

생명의 법칙에서 보았을 때 소식의 장점은

첫째, 소식을 하면 위장에 포만감이 없으니 부담이 적고 소화가 잘 되며

둘째, 위장에 여유가 있으니 호흡 조절이 잘 되어 기혈 순환이 원활해지며

셋째, 소식을 하면 여러 가지의 영양분이 부족해지는 까닭에 그걸 보충하기 위한 세포가 생성되니 강한 면역력이 생기며

넷째, 몸에 상처를 입었을 경우에는 빨리 회복할 수 있는 자연 치유력이 강해진다는 것입니다.

소식은 이상과 같은 장점이 있긴 합니다만 근본적으로 물 따로 밥 따로 하지 않는 식생활이라면 획기적인 차이는 없다는 것이 생명의 법 측면에서 보는 소식에 대한 견해입니다.

특히 소식을 하면서 물을 많이 마시는 사람들이 많은데 이는 인체의 음양 조절을 파괴하는 행위입니다. 밥과 반찬(고체)은 양(불)이요, 물은 음입니다. 밥은 적게 먹고 물을 많이 마신다면 약한 불이 홍수를 만난 격이니, 인체는 기혈 순환의 부조와 음양 실조로 인해 각종 부작용이 일어나고 말 것입니다.

생명의 법은 사람이 살기 위해 먹는 법을 소개해 왔습니다. 그 법에 의하면 식사량의 많고 적음에 관계없이 물 따로 밥 따로만 먹으면 훌륭한 소식이 됩니다. 반대로 아무리 적게 먹을지라도 물과 밥을 같이 먹는다면 이는 참다운 소식이라 할 수 없습니다. 사실 밥보다도 물이 더 많은 부피와 무게로 위장에 부담을 주고 있음을 알아야 할 것입니다.

먹고 싶은 대로 먹읍시다. 다만 물 종류는 따로 먹도록 합시다.

❹

육식과 채식의 개념

건강에 관심있는 사람들은 누구든지 육식보다는 채식이 더 좋다고 말합니다. 자연식을 강조하는 사람들은 물론이거니와 현대 과학에 편승한 영양 학자들도 균형있는 육식과 채식을 주장하지만 그러면서도 채식에 비중을 두고 있습니다.

육식과 채식의 장단점에 대하여는 대부분 잘 알고 있습니다.

인체의 건강은 혈액 순환과 불가분의 관계에 있습니다. 육식을 하게 되면 인체는 마치 기름기가 덕지덕지 붙어 있는 그릇과 같게 됩니다. 고깃국을 끓인 그릇은 강력한 화학 세제나 뜨거운 물로 씻어 내듯이 육식을 하게 되면 인체는 채식 때보다 몇배 더 힘든 노동을 할 수밖에 없습니다. 그러나 채식을 하게 되면 혈액은 점도(粘度)가 맑아져 깨끗한 상태를 유지하게 됩니다.

신선한 혈액은 신선한 세포를 만들고 신선한 세포는 활기찬 건강을 유지하게 합니다. 음양감식 조절을 통한 생명의 법에서는 육식을 하든 채식을 하든 크게 개의치 않습니다. 보편적으로 행해지는 식사법으로는 육식을 하든 채식을 하든 어차피 음양 실조와 기혈 순환의 장애를 유발하기는 마찬가지기 때문입니다. 채식이 육식보다 약간 건강에 좋은 영향을 끼친다는 점은 인정할 수 있지만…….

중한 병에 걸리지만 않았다면 육식이건 채식이건 구애받을 필요가 없습니다. 오직 물만 식사한 지 2시간 후에 먹는 습관만 갖는다면 아무리 탁한 육식의 폐해에서도 얼마든지 벗어날 수 있습니다. 우리의 인체는 음식물이 들어오면 퐁퐁보다도 더 강한 위액이 흘러나와 충분히 반죽을 하게 됩니다. 물 따로 밥 따로, 식사한 지 2시간 후에 물을 마시는 식사법만 지킨다면 우리는 그 혼란스러운 육식과 채식의 논쟁에서 벗어날 수 있을 것입니다.

❺

자연식과 생식을 할 때

　생식이라고 하면 무조건 날것으로만 먹는 것을 생각합니다.

　그러나 음양 법칙에선 무조건 날것으로만 먹는 것이 생식이 아니라 염분을 일체 먹지 않아야 생식이라고 합니다. 염분을 먹게 되면 진정한 생식이라고 할 수 없습니다.

　또한 화식이라도 무염식을 하는 것은 생식이라고 할 수 있습니다. 그 이유는 모든 것에는 상생 상극의 원리가 있듯이 모든 음식도 소금이 들어가면 서로가 상생이 되어 열 에너지로 변하기 때문입니다.

　무염식을 하게 되면 양의 음식이라도 화력이 약한 불길과 같다고 할 수 있기 때문에 음에 해당한다고 할 수 있고, 생식을 할 때에 소금을 먹게 되면 열 에너지로 상생을 시켜주기 때문에 생식이지만 화식이라고 하는 것입니다.

　그리고 씹어서 먹는 고체 음식은 양에 해당되지만 소금이

들어가야 양의 역할, 즉 열 에너지를 강하게 발산할 수 있습니다.

소금을 먹지 않는 완전한 생식을 하면 정신은 맑고 몸은 가벼워지는 것 같지만 낮이 되면 나른해짐과 함께 지구력과 추진력이 약해진다는 것을 느낄 수 있을 것입니다. 어쨌든 생식에 대해 말한 이유는 물 조절에 대한 인식을 깨우쳐 주기 위해서입니다.

화식을 하게 되면 과식을 하게 되고 물도 많이 먹게 되지만, 생식을 하게 되면 과식을 하지 않고 물도 적게 먹힐 뿐만 아니라 아예 물 생각이 나지 않는다는 것을 체험할 것입니다.

그처럼 물 생각이 나지 않을 때는 며칠이고 몇 달이고 먹지 않아도 됩니다. 혹시나 물은 하루에 몇 리터를 먹어야 한다는 학설에 매여 먹기 싫은 물을 억지로 먹지는 말라는 것입니다. 이유는 생식은 100%을 기준했을 때 음(陰)의 기운이 70%나 되고 양(陽)의 기운은 30%밖에 되지 않습니다. 따라서 모자라는 양의 기운을 보충해 줘야 하기 때문에 물이 안 먹힐 경우에는 며칠이고 먹지 말라는 것입니다.

그리고 자연식이란 명목아래 여러 가지 곡물이나 또는 자연초 등을 건조하여 분말이나 과립으로 가공한 것을 아무때나 물에 타서 먹는데 이런 것들은 좋기는 하나 먹는 방법이 잘못되었습니다.

이제부터는 물에 타지 말고 떡같이 되게 반죽하여 식사 시간에 먹도록 하면 더욱 효과가 좋을 것입니다.

꼭 음양의 법칙에 따라 행함으로써 자연식과 생식의 효과를 백 배 천 배로 보길 바랍니다.

❻

냉수와 냉수 마찰

오래전부터 사람의 입과 입을 통해 전해 내려온, 조상들의 훌륭한 지혜가 담겨 있는 민간 요법은 헤아릴 수 없을 만큼 많이 있습니다. 그 중에서도 병을 치료하는 민간 치료 요법이 있고, 병을 예방하는 민간 예방 요법이 있습니다.

물론 이상의 두 가지 모두는 우리의 건강을 위한 소중한 민간 치료 예방법입니다.

특히 소화 불량이나 변비 때문에 아침 식사 전 공복에 냉수를 마시는 민간 치료 요법과 감기 예방과 탄력있고 튼튼한 체력을 위해 아침 냉수 마찰을 하는 민간 예방 요법은 많은 사람들에게 생활화된 대표적인 민간 요법이라고 할 수 있습니다.

이것은 인체에 일종의 자극을 주고 인체 내의 모든 기관을 일시적인 충동으로 잠시나마 촉진시키는 단편적인 요법이라 할 수 있습니다.

이러한 아침 냉수식이나 냉수 마찰로 병이 치료되거나 예방되는 수도 간혹 있습니다.

이런 점을 현대 의학에서는 어떻게 해석할지 모르겠으나, 음양감식 조절법 측면에서 보면 이러한 것은 권장할 만한 요법이 아님은 물론 커다란 오류를 범하고 있다는 사실을 알아야만 되겠습니다.

왜냐하면 전(前)날 저녁부터 체내의 모든 기관이 안정을 취하고 난 우리 인체는 새벽 4시부터 양체질(陽體質)이 되어 불기운이 일어납니다. 그런데 갑자기 냉수를 마셔 물로써 피어오르는 불기운을 덮어 버림으로써, 수극화(水剋火)의 상반된 상극 현상(相剋現象)이 되어 몸 안의 기(氣)를 죽이는 결과를 가져 오기 때문에 절대로 냉수를 마셔서는 안 된다는 것을 명심하기 바랍니다.

또한 새벽이나 아침에 온몸에 냉수 마찰을 하게 되면, 물론 목욕하는 것도 마찬가지지만, 전신은 급습(急襲)한 찬기운에 저항해야 되는 기(氣) 작용으로 체내의 열기운을 많이 발산하여 인체를 지탱해 주는 기(氣)를 모으지 못하고 오히려 몸 밖으로 기(氣)를 분출시키므로 새벽에 마시는 냉수식과 더불어 냉수 마찰도 절대 권장할 요법이 아님을 밝혀 둡니다.

물론 냉수식이나 냉수 마찰을 시작하면 시작일로부터 4, 5일 정도는 신경 자극에 의해 잠시 효과가 있는 듯하지만 이는 가벼운 운동 효과에 지나지 않을 뿐 계속하게 되면 오히려 몸이 무거워지고 손발에 힘이 빠지면서 자주 피로감을 느껴 결국은 생활의 의욕마저 떨어지게 할 우려가 있습니다.

그리고 이러한 증세가 심하면 간혹 생명이 단축되어 단명 (短命) 할 수도 있습니다.

다시 말해 음양(陰陽)의 이기(二氣)가 서로 상생(相生) 하여야 신체 활명(身體活命)의 기운(氣運)이 일어나는데, 새벽의 냉수식이나 냉수 마찰로 오히려 음양 이기(陰陽二氣)를 상극 (相剋) 하는 상반되는 현상을 가져오게 된다는 것입니다.

그러나 냉수 마찰 요법이 꼭 필요하고, 또 하고 싶은 분은 음기운(陰氣運)이 일어나는 물활동(水活動)의 시간인 저녁 6시 이후에 하면 무방하리라 봅니다.

무릇 물은 삼라 만상의 모든 생명체를 살리는 근본이지만, 또한 그 반대 현상의 근본이기도 하므로 음양의 시제(時制)를 반드시 맞추어야 합니다.

물과 불은 바로 음과 양의 실체적(實體的)인 형상(形象)입니다. 낮과 밤에 따라 음과 양이 변하고, 그 변하는 음과 양에 따라 물과 불을 조화롭게 연관시키면 모든 생명체는 정지하거나 노화되지 않고 새로운 세포의 생성으로, 영장 체질(永長體質)로 바뀌어진다는 것을 동물 실험에서도 쉽게 얻을 수 있습니다.

또한 이러한 원리가 새로운 생명을 창조하는 음양감식 조절법의 신비스러운 이론이요, 상생 원리(相生原理)인 것입니다.

❼

과음했을 때

사회 생활을 하는 데 있어 사업상 피치 못할 교제를 위해서나, 아니면 직장 동료나 친구들과의 만남에서 따뜻한 정분을 나누는 술좌석은 세상을 살아가는 활력소요, 삶의 또 하나의 즐거움이 아닐 수 없습니다.

하지만 과음이 따르는 잦은 술좌석으로 인해 간장과 위장에 부담을 주어 건강 악화를 초래하는 경우를 우리는 주위에서 심심치 않게 봅니다. 그렇지만 어쩔 수 없이 술좌석을 피할 수 없는 일이 많은 것 또한 사실입니다.

술을 마실 때 기분은 좋으나 다음 날 아침에 일어나면 심한 갈증과 숙취로 당장에 꿀물이나 기타 음료수, 또는 해장국으로 갈증을 해소하고 숙취를 풀려고 하지만 몸이 계속 피곤하고 머리는 무거우며 속이 편치 못합니다.

이러한 편치 않은 상태가 하루 이틀 누적되어 몇 년의 세월이 지나면서 위의 무력증이나 간장 질환, 또는 고혈압, 당뇨 같은 질환이 발생하게 되는 것입니다.

그러나 음양감식 조절법에서는 술을 마시고도 건강을 잃지 않을 수 있는 음주 건강법이 분명히 있음을 당장 체험을 통해 느낄 수 있도록 제시할 수 있습니다.

그것은 어떤 술을 얼마나 마셨는가는 상관없이 다음 날 아침의 사후 대책, 즉 섭생을 어떻게 하느냐에 따라 좌우됨을 철저히 명심해야 하겠습니다.

지금까지 술을 먹은 다음 날 아침에 마셨던 꿀물이나 음료수, 해장국들이 얼마나 무서운 독약이었는가 하는 것을 깊이 깨달아야 합니다.

어떤 술을 얼마나 마셨는가에 상관없이 술을 마신 다음 날 새벽부터 오후 1시까지는 밥은 물론 한 모금의 물도 입에 대서는 절대로 안 됩니다.

아무리 심한 갈증이 일어나더라도 꾹 참고 심호흡을 몇 번 하면서 장구한 인생을 설계하다 보면 금세 갈증은 사라지고 참을 만하게 될 것입니다.

이렇게 오후 1시까지 일체의 음식이나 물을 입에 대지 않으면 몸은 바짝 달아 불기운이 훨훨 일어나는 형상이 되어 물이나 술로 인해 확 풀어졌던 인체 세포는 마치 나사를 꽉 죄어 주듯 탱탱하게 됩니다. 1시 이후 된밥과 된반찬만으로 점심 식사를 하고 2시간 후에 물을 먹게 되면 술로 인한 아무런 후유증도 일어나지 않음을 직접 체험할 수 있습니다.

따라서 술로 인한 간장의 부담이 전혀 없고, 오히려 지난 저녁에 마신 술로 잠시만이라도 혈액 순환이 더욱 잘 되었기 때문에 도움이 될 수가 있습니다.

　술이 인체 내에 들어가면 알코올의 특성에 따라 혈액 순환이 빨라지고, 따라서 체내의 열기운을 몸 밖으로 발산시키기 때문에 외부적으로는 몸에서 열이 나는 것 같지만 실상 인체 내부에서는 냉기운(冷氣運)이 일어나고 있는 것입니다.

　다음 날 아침 술기운이 사라지면서 반대로 인체의 세포 활동은 양기운(陽氣運)이 서서히 일어나면서 밤새 도사리고 있던 냉기운(冷氣運)을 쫓아내고 열기운이 발생되는 과정에서 심한 갈증을 느끼게 됩니다.

　그런데 술을 마시는 많은 분들이 우리 인체 음양의 변화에 대한 원리를 생각지 않기 때문에 술 마신 다음 날 아침, 무법자(無法者)가 되어 꿀물이야, 해장국이야 할 것 없이 마구 먹고 마시고 함으로써 위장과 간장, 비장 등에 커다란 죄를 서슴지 않고 짓고 있습니다.

　갈증과 숙취에 좋다는 꿀물이나 건강 음료 등은 마실 때는 순간적으로 시원하고 편하면서 안정이 되는 것 같지만 근본적으로는 인체 내의 음양 조화가 되지 못할 뿐만 아니라 오히려 독소로 변해 노폐물로서 몸 속 구석구석에 축적되면서 기혈 순환에 장애를 가져오고, 피로를 한층 더 쌓이게 할 뿐입니다.

　따라서 자연히 하루종일 몸과 정신이 맑지 못하고, 머리는 무거우며, 정상적인 컨디션은 찾을 길이 없는 것입니다.

그러나 술을 아무리 많이 마셨다 해도 다음 날 아침 갈증을 참고 낮 1시까지만 어떤 건강식이나 음료수도 입에 대지 않으며, 점심도 국이나 물은 절대 먹지 않고 된밥과 된반찬만으로 충분히 씹어서 먹고, 물은 식사가 끝난 2시간 후에 마시게 되면 신체 음양의 조화로 자연 치유력의 강력한 해독 작용이 능력을 십분 발휘하여 알코올로 인한 후유증을 말끔히 씻어낼 뿐만 아니라 신기할 정도로 온몸이 가뿐해지고 머리가 맑아지면서 정상을 유지하게 될 것입니다.

술을 마시게 되었다면 당장 한번 실천해 보십시오. 이 방법은 술을 좋아하시는 사람들 누구나 다 가장 실천하기 좋은 방법입니다.

술을 마시고 나면 우리 인체내에서는 갈증이 일어납니다. 의학적으로는 술을 먹은 다음 날 아침 갈증이 일어날 때, 물을 먹어 줘야 알코올 농도를 희석시켜 땀으로 뽑아낸다고 하지만 이렇게 하면 3일 동안 술을 먹지 않아야 회복됩니다. 그러나 갈증이 나더라도 오후 1시까지만 굶으면 그날로서 회복된다는 것을 참고하십시오.

❽

반주(飯酒)는 삼가해야

일반적으로 청년이나 장년보다는 노년기에 접어든 세대에서 건강에 좋다고 하여 식사중 반주(飯酒)를 즐겨 마시고 있는데, 그것은 물론 혈액 순환에 도움도 되고, 식욕도 좋아지며, 잠도 잘 오게 하는 점에 있어서는 좋으나 우리의 인체를 그러한 수동 체질(受動體質)로 무력하게 만들어서는 안 되겠습니다.

다시 말해 신체에 활발한 활동을 가해서 자력(自力)으로 식욕도 돋우고 기혈도 잘 순환하게 자율적인 능동 체질(能動體質)로 만들어야 합니다.

그런데 식사 때마다 반주라는 원병(援兵)에 의존해 혈액 순환을 촉진시키고 소화 기능을 돕게 되면, 인체의 자활력은 날이 갈수록 약화되어 스스로의 힘을 잃고 맙니다.

이렇게 되면 질병에 대한 저항력도 떨어져 노년기에 찾아오는 불청객인 심장마비 또는 고혈압에 속수무책일 수밖에 다른 도리가 없습니다.

그렇기 때문에 허약한 수동 체질로 만드는, 식사중의 반주를 삼가하고 튼튼하고 건강한 능동 체질을 만들기 위한 음양 감식 조절법의 연단을 쌓아 불로 장생의 길에 들어서기 바랍니다.

지금까지 100년의 천수도 황송하게 생각하고 사시는 분들은 불로 장생까지는 아니더라도 고혈압니다, 당뇨다, 치매(노망) 다 하는 노인성 만성 질환의 고통에서 벗어나야 함은 물론 가족들에게 또는 이 사회에 짐이 되지 않고 정말 개운한 삶을 유지, 보존하기 위해서라도 반드시 능동적인 체질을 만들어야 합니다.

미물에 불과한 어느 짐승도 자기의 주검을 아무에게도 안 보이는 곳에 숨긴다고 했거늘 만물의 영장인 인간이 늙어 추함을 가족이나 이웃에게 보여서야 되겠습니까. 아무쪼록 생명의 법을 준수하여 보다 개운하고 지혜로운 삶을 운영하기 바랍니다.

9

가끔하는 폭주는 좋은 약

술에 강하다고 자신하는 분들이 대개 폭주하는 경우를 흔히 볼 수 있습니다. 물론 잦은 폭주는 간 기능을 마비시켜 돌이킬 수 없는 질환으로 전이(轉移)되어 건강을 해치기도 하지만, 가끔(월 1~2회 정도) 마시는 폭주는 후속 조치만 원활히 해 주면 건강 관리에 도움이 되기도 합니다.

그것은 마치 A급 태풍이 해변을 스쳐 지나가면서 바다 밑바닥을 발칵 뒤집어엎어 한바탕 청소를 해 주듯이, 폭주에 의한 술기운이 혈액 순환을 급속히 촉진시켜 전신에 축적되어 있던 독소와 노폐물을 태풍과 같이 뒤집어엎어 배설물과 함께 몸 밖으로 씻겨져 나가게 함으로써 체내를 깨끗이 세척하는 효과를 낳기 때문입니다.

그러나 이때는 반드시 앞에서 말한 바와 같이 폭주를 한 다음 날 새벽부터 오후 1시까지 일체의 음식은 물론, 물 한 모금도 입에 대지 않고 참아야만 폭주, 폭음이 건강에 보탬이 될 뿐만 아니라 아무런 후유증도 따르지 않게 될 것입니다.

그러면 음양감식 조절법 측면에서의 올바른 음주법으로 술 마실 때 지켜야 할 준수 사항을 몇 가지 알아보기로 하겠습니다.

첫째, 술은 신체의 리듬이 음체질로 변하여 물기운이 일어나는 저녁 6시 이후에 마셔야 합니다. 왜냐하면 이 시간대가 물기운이 일어나는 음체질의 시간이므로 술을 마셔도 인체의 세포 활동과 상생 작용(相生作用)을 하기 때문입니다.

둘째, 되도록 알코올 도수가 높은 술이 좋습니다. 왜냐하면 도수가 높은 술일수록 적게 마시게 되고 혈액 순환의 촉진력이 강해 체내에 쌓였던 각종 노폐물을 말끔히 씻어낼 수 있기 때문입니다.

셋째, 폭주나 폭음을 한 다음 날은 새벽부터 정오까지 어떠한 갈증의 괴로움이 찾아오더라도 음식이나 약, 혹은 물 한 모금까지도 입에 대지 않아야 합니다. 점심도 된음식으로 하고 2시간 후에 물을 먹어야 하는데, 전날 밤의 폭주나 폭음이 더욱 보약이 되도록 하자면 오후 5시까지 아무것도 입에 대지 않은 상태로, 다시 말해 하루종일 뱃속을 텅 비워 두었다가 저녁을 조금 일찍, 그것도 된음식으로 먹고 2시간 후부터 10시까지 마음놓고 물을 마시는 섭생을 하면 아주 좋은 효과와 건강 체질을 만들 수 있습니다.

그 이유는 앞에서 말한 바와 같이 새벽 4시부터는 우리 인체의 세포 활동이 양기운이 되어 불기운이 일어나는 시간대이므로 그때 물을 먹게 되면 한창 동(動)하고 있는 양기운을 물이 들어감으로써 꺼버리는 것이 됩니다. 결국 몸 안의 기(氣)를 꺾어 버리게 되므로 전날 저녁에 먹고 마셨던 음식의 잔해가 노폐물로 체내에 축적하게 되고, 알코올이 체액과 합성되어 만들어진 독소는 간이나 기타 내장에 영향을 주게 되어 술병을 얻는 원인이 되기 때문입니다.

따라서 술을 좋아하는 애주가나 술을 자주 먹게 되는 사람은 음양감식 조절법에서 가르치는, 신비할 만큼 효능이 있는 음주법과 음주 후의 준수 사항을 잊지 말고 직접 경험해 보십시오. 그러면 술에 지배당하는 인생이 아니라 술을 지배하는 지혜를 얻게 되어 항상 건강하고 활기찬 사회 생활과 행복한 가정을 약속받을 수 있게 될 것입니다.

일상 먹는 주식도 그러하지만 모든 게 과다하면 환(患)이 따르게 마련이며, 술도 지배할 수 있다고 해서 지나치게 마셔서는 물론 안 되겠습니다.

이것은 상식적으로도 능히 짐작이 가는 일이므로 항상 건전한 생활 풍토를 견지하면 무난하리라 생각합니다. 따라서 술을 좋아하시는 애주가 여러분들께서는 필히 한 번씩만 실험을 해 보시면 좋은 효과를 얻을 것입니다.

제2절 · 마음과 삶

❶

멀리 보면서 편안히 살자

도시 계획을 하는 것을 보면 동양인보다 서양인이 좀더 멀리 내다보는 안목이 있는 듯합니다.

이러한 안목은 인생관이나 가치관에 따라 인생의 최대 공약수를 어디에서 찾느냐 하는 긍정적인 사고에서 자학의 심리적 갈등을 배제하고 멀리 내다볼 수 있는 명철(明哲)을 지니고 있을 때에 가능합니다.

따라서 삶에 대한 안목이 높으면 메말라 가는 인정이나 인간성의 황폐화를 막고, 지나친 이해 타산을 순화시키며, 나아가 덕성과 양심과 인격이 뛰어난 도덕적 기초 위에서 삶의 질이라든가, 생의 의미에 있어 보다 차원 높은 단계를 지향하는 전위(前衞)의 사명을 갖게 될 것입니다.

또한 인체의 내면의 세계에서 세포가 조율이 되어 음과 양의 순행이 제대로 돌아갈 때 혜안(慧眼)의 동공(瞳孔)은 밝아지고 심원하게 될 것입니다.

때문에 삶의 진정한 의미를 깨닫고 순간의 삶이 아닌 영원한 삶을 선택하는 지혜를 찾아 내 것으로 할 때 돈도, 명예도, 권력도 정녕 한 줄기 바람이요, 가면의 허상일 뿐입니다.

욕심이 과하면 불행을 초래한다는 말이 있습니다. 장생할 수 있는 생명의 법을 모르고 끝끝내 불행히도 오직 돈과 명예와 권력에 너무나 집착하여 헤어나지 못하는 인간의 모습은 가을 바람의 희롱에 허우적거리는 허수아비의 모습과 다를 바가 없습니다.

서산 대사는 우리 인간의 허욕에 대하여 이렇게 고뇌하였습니다.

"천계만사량 홍노일점설(天計萬思量 紅爐一鮎雪)."

서산 대사는 이 말을 마지막으로 열반(涅槃)하였습니다. 이 말은 천 가지 계획과 만 가지 꿈도 붉게 달구어진 난로에 한 점의 눈송이일 뿐이라는 것입니다.

다시 말해 돈을 벌기 위한 계획도, 명예를 얻기 위한 노력도, 권력을 잡기 위한 권모(權謀)도 모두 부질없는 일이며 오직 건강하고 평화롭고 장생할 수 있는 삶이 보다 값진 것이라는 걸 잘 나타내 주고 있다고 하겠습니다.

진실한 삶은, 보다 현명한 삶은 생명의 법도에 가까이 다가가는 삶입니다. 음양감식 조절법의 수련을 실천함으로써 장생 체질로, 음양에 합치되는 순리의 체질로 개선하면, 현세의 도에 지나치거나 벗어난 모든 욕심과 욕망은 크게 허망한 것임을 깨닫게 될 것입니다.

따라서 신체 음양에 맞추어 감식 조절로 소식(小食)을 하게 되면 체내의 모든 기관과 세포의 생산 활동은 안정된 상태에서 그 기능이 배가(倍加)되어 평온해진 몸과 마음은 항상 호수처럼 맑고 고요하여 새로운 젊음의 샘이 회춘의 정력적인 새 삶을 약속하리라 확신합니다.

눈앞의 이익에 집착하거나 욕심에 치우쳤던 과거사를 회고해 보십시오. 돌이켜 보면 참으로 허망하고 별것도 아닌 것에 그토록 열을 올리고 마음 고생을 했구나 하는 생각이 들 것입니다.

마찬가지로 먼 훗날, 그것도 100년의 천수(天壽)를 두 번 아니 그 이상을 확실히 내가 가질 수 있구나 하는 생각이 들면 반드시 사는 방법을 바꾸어 볼 필요가 있을 것입니다.

나를 둘러싸고 있는 넓은 세계를, 그리고 그 조용한 변화를 보다 새로운 시각으로 바라볼 수 있는 높은 안목이, 감식 조절을 하면서 기혈 순환이 더욱 합리적으로 돌아가 세포가 조율되는 소리를 들을 때 자연히 높아지고 넓어질 것이 분명합니다.

하느님이 내려주신 이 자연이, 이 우주가 진정 내 것이고 바로 내 속에 있는 것이구나 하는 소유 의식과 공생(共生) 의식이 보다 구체화될 것입니다.

바로 이 더불어 사는 삶의 진가를 생명의 법을 통해 더욱 진하게 느낄 수 있으리라 확신합니다.

❷

회개하라

여기에서 회개하라는 말은 종교적 차원에서 자기가 지은 죄나 잘못을 참회하고 회개하라는 말이 결코 아닙니다.

여기에서 회개하라는 말의 참의미는 음양감식 조절법 측면에서 자기 스스로의 여러 신체 조직 기관에게 참회하고 회개하라는 뜻입니다. 예를 들면 정신은 대통령이요, 마음은 부통령이요, 오장 육부는 장관·차관이요, 각 세포는 국민입니다. 우리 육체는 한 국가와 같다고 할 수 있습니다.

불법 행동을 응징함에 있어서 행위의 구속력을 행사하는 나라의 법이나, 양심의 구속력을 행사하는 종교의 법은 몸 밖의 죄를 다스리는 관행의 규율이지만, 지나친 음행(淫行)과 과음, 과식 등의 무절제한 식생활 습관은 몸 안의 죄이므로 몸 밖의 죄에 대해 회개하는 것보다 몇 배의 정성으로 용서를 빌어야 합니다.

음양감식 조절법을 창시한 장본인이 필자이므로 인류를 대표하여 먼저 회개하고자 합니다.

첫째, 위장과 비장님께

위장(胃腸)님!

이 미련한 인간이 자제력이 약하여 미각과 식욕의 유혹을 참지 못한 채 시간과 때를 가리지 않고 맛있는 음식을 과식, 과음했으니 위장님께 얼마나 무리한 부담을 주는 죄를 지었는지 모르겠습니다.

그러나 이제 생명의 법을 깨닫고 법도(法道)에 따라 모든 음식을 먹을 때와 마실 때를 구분해서 먹고 마시겠사오니, 이제부터 위장님께서는 소화액을 더욱 강하게 분비해 주시고, 혹은 상한 음식이나 발암(發癌) 음식을 먹었더라도 멸균의 힘을 발휘해서 깨끗이 소멸시켜 주시기 바랍니다.

둘째, 폐장과 대장님께

폐장(肺臟)님!

이 우둔한 미련퉁이가 음식 욕심에 눈이 어두워 아무런 절제없이 먹고 마심으로써 숨 쉴 여유조차 주지 않고 위장에 부담만 가중시키는데도 폐장님께서는 오장 육부 각 세포 하나하나에 이르기까지 산소를 공급시켜 주느라 얼마나 노고가 많으십니까?

지금부터는 생명의 법도를 철저히 준수하여 시간과 때에 맞추어 먹는 절제있는 생활을 하겠사오니, 폐장님께서는 더욱 더 세포 하나하나에 이르기까지 산소를 잘 공급하여 주십시오.

셋째, 신장과 방광님께

공평(公平)하신 신장(腎臟)님!

온갖 음식을 섭취하고 나면 생기는 찌꺼기와 불순물을 알뜰히 여과하고 깨끗이 정화하여 배설할 수 있도록 걸러 주느라 얼마나 고생을 하시는지요.

이 미련한 인간이 신장님의 노고는 잊은 채 짜고 맵고 탁한 음식을 너무나도 분별없이 먹었으나, 이제부터는 생명의 법도를 지켜 분별있는 식생활로 음식 조절을 철저히 하겠사오니, 체내 구석구석 축적되어 있는 모든 노폐물을 깨끗이 뽑아 버려 주십시오.

넷째, 간장과 쓸개님께

침묵과 자비의 대명사인 간장(肝臟)님!

이 미련한 인간이 언제나 침묵으로 일관하시는 간장님의 중차대한 임무를 무시하고 몸에 좋다고 하는 것, 즉 보약에, 고단백질 음식에, 그것도 모자라 고래마냥 술을 마구 마셔댔으니, 간장님께서는 그 많은 독소를 해독시키느라 얼마나 고달프고 피로하셨습니까?

이제는 생명의 법인 음양감식 조절법을 실천하여 먹을 때 먹고 마실 때 마시면서 술과 음식으로 인한 독소를 청소할 수 있는 충분한 공복 상태의 시간적 여유를 갖겠사오니, 피로를 풀어 주시기 바랍니다.

다섯째, 심장과 소장님께

사랑이 많으신 심장(心臟)님!

이 우매한 인간이 무엇이나 잘 먹으면 건강에 좋은 줄 알고 고단백의 음식과 고기류 같은 지방질 음식을 많이 섭취하여 피는 탁해지고, 혈로(血路)는 좁아져 갈 길이 험난하니 심장님께서는 10km나 되는 기나긴 혈관에 피를 순환시키느라 얼마나 숨이 차고 노고가 많으십니까?

지금까지의 분별없는 식생활을 청산하고 음양감식 조절법에 따라 감식 조절을 하여 음과 양의 조화에 따른 식생활로 깨끗한 피가 흐르도록 절제하겠사오니, 그동안 돌지 못하여 경화(硬化)된 혈관은 부드럽게 풀어 주시고 혈로에 붙어 있던 노폐물들은 깨끗이 씻어내어 맑고 명랑한 기혈 순행이 이루어지도록 부탁드립니다.

여섯째, 세포님들께

인체 내에 분포해 있는 수십 조가 넘는 만장하신 국민 세포님들이시여!

지금까지 영양학설과 미각에만 의존하여 배를 가득가득 채우는 식생활 습관에 깊이 물들어 있었으니 여러 세포님들께서는 제대로 된 신선한 산소를 제시간에 공급받지 못하여 얼마나 찢어지는 가난 속에서 굶주림에 시달리셨습니까?

국민 세포님들이시여! 이제는 제 자신이 얼마나 커다란 잘못을 저질러 왔나를 알게 되었습니다.

이제는 배만 채우려는 무절제한 식생활 습관에서 벗어나서 생명의 법도에 따라 모든 음식을 절제있게 시간과 때를 맞추어 먹고 마시겠사오니, 세포님들께서는 충분히 공급되는 질좋은 산소를 마음껏 흡수해서 그동안 굶주렸던 영양을 채워 활기 넘치는 생활을 하시면서 어떤 매서운 질병이나 질환이 침범하더라도 범접하지 못하도록 영원히 지켜 주십시오.

일곱째, 오장 육부와 세포님들께

오장 육부와 세포님들이여!

현명하지도, 지혜롭지도 못한 인간인지라, 보아도 알지 못하고 들어도 깨닫지 못하였습니다. 나아가 자제력이 부족한 어리석은 인간인지라 음(陰)과 양(陽)의 변화에 맞추어 감식 조절하는 방법을 전혀 알지 못하고 무조건 맛있고 영양가 있는 음식을 취해야만 건강한 삶이 보장되는 줄로만 여겨 시와 때를 가리지 않고 먹고 마셨던 과거의 식생활을 용서하십시오.

생명의 법도에 따라 음양감식 조절법을 실천함으로써 이제까지의 무법적인 식생활을 청산하고 오직 시간과 때를 구별하여 먹고 마시는 절제있는 식생활을 해 나가겠습니다. 과거에 무절제하게 행했던 과음, 과식의 죄를 참회하고, 진정으로 회개하고자 합니다.

이제는 음식을 먹어도, 물을 마셔도 오직 오장 육부와 세포님들을 위해서 먹고 마셔야 된다는 것을 알았습니다.

"인생이란 잠시 왔다가 금세 사라져 버리는 것이 아니라 끊임없는 생명의 빛으로 새 생명 세포를 창조하여 생명의 법 안에서 오래도록 빛날 수 있다는 것을 깨달았습니다"라고 회개해야 할 것입니다.

밥과 물을 구분하여 먹고 마시며 23세 이후부터는 영양식에 의존하지 않고 가능하면 하루 두 끼의 감식 조절에 충실하려고 노력하는 자세가 바로 나 자신의 마음의 그릇인 육체에게 잘못을 저지르지 않는 길이며, 나아가 젊음의 활력을, 그리고 회춘의 환희를 가져다 주는 첩경이라는 걸 알았습니다.

❸

사형 선고에서 무죄 선고로

"인간은 사형을 선고받은 죄인이다"라고 하면 법을 지키지 않고 잘못을 저질렀다거나 사람을 해쳐서 사형을 구형받은 걸로 알겠지만 여기서는 그 뜻이 아닙니다. 여기서는 생명의 법이 확실하게 존재하고 있음에도 불구하고 무법자로서 또는 위법자로서 마치 100년 1세기의 천수(天壽)가 고작인 양 그저 죽음을 숙명으로 알고 체념하는 그 자체가 사형 선고를 받고 인생을 포기하는 죄인이라는 것입니다.

이제, 20세기 후반에 들어와서야 천신 만고 끝에 마침내 찾아놓은 생명의 법인 사법전서(四法典書)를 통달하여 음양감식 조절법을 수련함으로써 죽지 않고 장기간 살 수 있는 근본적인 체질 개선의 방법이 있음을 만천하에 알려 무죄 선고의 기쁨을 함께 나누고자 합니다.

이렇게 분명하게 영원히 살 수 있는 생명의 법이 있는데도 그 법을 모르고 존귀한 생명의 빛을 한계(限界)시켜 굳이 전편 후편으로 나누어 놓고 인류 역사 이래 아무도 답사해 보지 못한 생의 후편을 미사 여구로 나열하면서 공연한 정력을 낭비하고 있는 현실에 한 번쯤 주목할 근거가 마련되었다고 보아야 할 것입니다.

사회 규범을 무시한 무법자를 사형이라는 인위적 관행으로 사회로부터 격리시키듯 생명의 법을 무시한 무법자가 스스로 100년 1세기 숙명에 의해 자연 도태됨은 당연지사(當然之事)입니다.

천상천하 유아독존(天上天下唯我獨尊)이란 말이 있습니다. 이 세상에서 우선 피안(彼岸)의 세계를 바라보고자 함에는 차안(此岸)의 나(我)라는 주체가 존재해야 가능합니다.

50억 인류 각각의 개체인 나(我) 스스로를 가장 존귀한 보배로 또한 성스럽게 보아야 합니다. 내 마음을 지탱해 주는 육체는 곧 마음의 성전(聖殿)이라 할 수 있습니다.

따라서 나(我)라고 하는 성전을, 즉 마음의 집이요, 마음의 성전인 육체를 마치 집을 수리하듯 보살피고 다듬는 목수가 되어야 하겠습니다.

인류의 역사가 시작된 이래 오늘날까지 학계나 종교계나 인간의 수명을 100년 내외로 보고 또 그것을 당연한 숙명으로 받아들여 왔습니다.

그래서 마음을 담은 집인 육체의 노화를 당연한 수순(手順)인 양 여기며 그저 마음만을 수리하고 마음만을 다스려 왔던 것입니다.

하지만 지금부터는 엄연히 생명에도 일단의 법이 존재하고 있음을 인식하고 성전을 수리하는 목수가 되어 음양감식 조절법의 연단으로 우리 마음의 성전인 육체를 수리하는 목수가 되어 종교의 믿음의 성전이 역사와 함께 영원히 존재하듯 우리 인간의 육체도 영원히 영생(永生)하여야 하겠습니다.

마음의 성전인 우리 인간의 육체는 어느 누가 대신하여 수리해 줄 수 없습니다.

오직 각자 스스로가 외롭고 고독한 투쟁의 연단과 수련을 통해서만 이 문제를 해결하고 타개해 나갈 수 있는 것입니다.

벌어진 틈새의 느슨한 나사를 음양감식 조절이란 공구로 탄탄하게 조이게 되면 성전의 육체가 눈, 비, 바람에 끄덕없이 견딜 수 있는 강인한 체질로 영생 복락(永生福樂)의 무궁한 축복이 내려질 것을 확신하는 바입니다.

❹
생(生)의 묘수(妙手) 풀이를 즐기자

　식사를 정해진 시간에 하면 소화 기능과 건강에 좋다는 것은 누구나 다 인정하고 또한 상식처럼 알고 있는 일입니다.

　그러나 치열한 경쟁 사회의 제반 여건에 따라 제 시간에 식사를 하지 못하는 경우가 많이 있습니다.

　그런데 이처럼 제시간에 맞추어 식사를 하지 못하면 대체로 위장병이나 또는 신경성 위장질환(胃腸疾患)에 걸리기 쉽습니다.

　그러나 음양감식 조절법 측면에서 볼 때 아무리 식사를 제시간에 맞추어 먹는다 해도 지금의 식생활 문화로는 건강을 약속받을 수 없다고 보아야 합니다.

　왜냐하면 23세까지의 성장 체질에서 먹던 식생활 태도를 24세부터는 당연히 바꾸어야 하는데, 즉 분명한 원리와 원칙이 있는 식생활을 해야 하는데도 불구하고 영양학설만 믿고 아무런 제한 없이 미각의 유혹에 빠져 질병과 노화를 자초하는 결과를 가져오는 생활을 계속하고 있기 때문입니다.

그러나 아무리 바쁜 사회 활동으로 식사 시간을 제때에 지키지 못하더라도 밥을 어떻게, 어떤 방법으로 먹느냐에 따라 질병과 가까이할 수도, 멀리할 수도 있는 것입니다.

예방 의학이니, 기타 수많은 건강법이 난무하지만 모든 의료 행위가 결과에 대한 처방에만 급급할 뿐입니다. 그리고 80년에서 고작 100년 정도 건강하게 살 수만 있다면 아주 황송하게 생각할 만큼 생명에 관한 한 무법과 무원칙에서 벗어나지 못하고 있습니다.

우리들은 생명의 진정한 의미가 무엇인지, 우리들 스스로가 뜻이 얼마나 원대(遠大)한 존재인지, 또는 얼마나 분명한 원리와 원칙이 존재하고 있는지를 알지 못한 채 살아가고 있습니다.

따라서 생명을 담은 그릇인 육체의 근본적인 양생법(養生法)을 모르는 이 한계 상황을 겸허히 인정하고 생의 묘수(妙手) 풀이를 땀흘려 해야 하겠습니다.

아니 필자가 땀흘려 찾은 생(生)의 묘수 풀이를 수순(手順)이 잘못된 것만 지적을 할 것이니 여러분은 그대로 따라 주기만 하면 됩니다.

아무리 바쁜 사회 생활 속에서 불규칙하게 밥을 먹더라도 음양감식 조절법을 실천하면서 물을 2시간 후에 먹는 법만 철저히 지킨다면 아무 탈도 나지 않는 건강한 체질을 유지할 수

가 있습니다. 뿐만 아니라, 어떠한 질병도 절대로 접근하지
못하는 철옹성의 육체가 될 것을 확신합니다.

❺

노인들에게

(1) 불로초를 먹읍시다

청년은 이상(理想)에 살고, 노인은 추억에 산다고 합니다. 그러나 노년기에 접어들수록 무엇보다도 무병(無病) 속에서 건강을 유지하며 살길 바라며 더 나아가서는 젊음을 다시 찾을 수만 있다면, 하고 누구나 바라게 되는 것입니다.

그런데 그것은 불가능한 소원이 아닙니다. 하지만 그것을 이루기 위해서는 인체 세포의 노화를 막아 줄 수 있는 4차원의 장생 체질로 구조적 개선이 선행되어야만 합니다.

음양감식 조절법은 이미 고정 관념으로 굳어 버린, 인체의 노화 현상은 어쩔 수 없는 것이라는 낡은 관념을 깨고 전격적으로 새로운 세포의 생성 원리를 구명해 낸 신비한 식이법(食餌法)입니다. 따라서 이 시대를 살고 있는 것을 더할 수 없는 행운(幸運)으로 여기며 백 세의 젊음을 만끽하시기 바랍니다.

진시황이 그렇게도 찾던 불로초를 이제 마음만 먹으면 언제나, 누구나 아주 용이하게 먹을 수 있게 되었습니다.

이렇게 큰 힘도 들이지 않고, 또한 값도 아주 저렴하게 먹을 수 있는 불로초를 필자가 죽음의 문턱을 수없이 들락거리면서 너무나도 힘들고 어렵게, 말 그대로 천신 만고 끝에 얻었다는 것을 명심하시고 조금 목이 마르거나, 입맛이 당기는 맛있는 음식이라 할지라도 23세 이전의 식생활 습관 그대로 일푼의 인내심도 없이 먹어서는 안 되겠습니다.

이는 오로지 물이나 음식이나 항상 몸에 부족한 듯하고, 아쉬운 듯하게 섭취하다 보면 소멸되면서 생성되던 노화 과정의 세포가 젊고 싱싱한 세포로 전환되는 기적을 보이면서 그 부족분의 대체 에너지를 인체 내의 세포가 스스로 알아서 챙겨주는 새로운 세포의 생성 원인을 생명의 법이 규명해 냈기 때문입니다.

이렇게 되면 70, 80의 노화가 어디까지나 자연 현상이 아닌 의학계의 하나의 병증세로 등장되게 될 날이 오게 된다는 것을 머지않아 학술적으로 인정하게 되리라 확신합니다.

따라서 70, 80년이라는 연륜은 그동안 갈고 닦은 경륜과 경험 그리고 온갖 식견들로써 인류 사회를 건강하게 견인하고 활력소가 되는 등 날로 그 진가를 발휘할 것이며, 가정의 행복과 사회의 발전에 피가 되고 살이 되어 이 사회를 더욱 더 건강하게 이끌어 갈 것입니다.

그래서 생명을 창조하는 음양감식 조절법에서는 노년기의

노인일수록 아침·저녁만 먹는 1일 2식의 감식 조절을 철저히 하도록 강력히 권하는 바입니다. 그것이 바로 불로초이기 때문입니다.

오래도록 전해 내려온 식생활 습관으로 영양식을 아무리 잘 하여도 나이를 먹을수록 기력은 서서히 떨어져 가고 활동력이 쇠퇴하는데, 하루 두 끼 그것도 영양식을 무시한 식생활로 정상적인 활동을 어떻게 하겠느냐 하고 의아한 생각이 들겠지만, 그것은 4차원의 체질로 개선시키는 음양감식 조절법의 실체를 모르기 때문입니다.

질병이 있는 사람은 병을 고치기 위해 어쩔 수 없이 만병통치약을 먹었지만, 이제는 장생의 길, 즉 4차원의 체질로 개선하기 위해서는 어쩔 수 없이 불로초를 먹어야 되겠습니다. 그래야만 사망의 쇠사슬을 끊을 수 있는 것입니다.

수천 수만 년을 살아오면서 진정 불로초 먹는 법을 몰랐기 때문에 늙고 병들어 죽었지만, 이제는 불로초 먹는 법을 알게 되었으므로 지혜의 눈을 떠서 살기 위하여 먹고 마시는 자가 되도록 해야겠습니다.

(2) 세포는 왜 늙어 가는가?

인간의 세포는 매일 새것으로 대체하게끔 창조되어 있는데 왜 늙어 노화가 계속 진행되어 가는가 하는 의문이 제기되지 않을 수 없습니다. 이는 바로 우리 인체가 소모 체질에서 생산 체질로 개선을 하지 못했기 때문입니다.

2차원 체질에 있는 젖 먹는 유아가 6개월이 지난 후에는 이유식과 알맞는 음식 섭취로 3차원 체질로 개선해야 하는데, 만약 그렇게 하지 않고 5, 6세까지 6개월 이전까지 먹던 젖만 계속 먹고 산다면 아무리 영양 많은 젖이라도 어린이는 건강하게 발육하기보다는 오히려 연령에 비해 더 약해지고 퇴보될 것입니다.

이와 마찬가지로 3차원 체질인 일반 성인도 23세가 지나면 음양감식 조절법에 의해 4차원 체질로 개선해야 24세부터 찾아오는 노쇠를 막고 장생 체질로 체질을 개선할 수 있습니다. 그러나 이것을 전혀 모르고 23세가 지난 후에도 23세 이전에 먹던 영양 음식으로 잘 먹고 마시는 식생활만 추구하다 보니 50~60세가 되면 체력이 더욱 약해지고 시력이 떨어지며 노화 현상의 깊은 수렁에서 헤어나지 못하게 되는 것입니다.

그래서 노년일수록 1일 2식, 즉 아침과 저녁만 먹는 식이법을 실행해야 합니다. 그렇게 2, 3개월만 수련하면 건강은 물론이요, 무병 장수하는 체질로 개선되면서 청년기의 활력과 장년기의 의욕을 되찾게 될 것입니다.

1일 2식의 아침과 저녁만 먹는 식이법을 할 때는 2개월을 감식 조절하고 나서 2개월은 영양식을 충분히 하고, 또 3개월을 감식 조절하고 나서 마찬가지로 3개월은 영양식을 충분히 섭취하는 식으로 점차적으로 무리없이 해야 합니다. 그러면 기왕에 24세부터 수련하진 못했지만, 뒤늦게라도 감식 조절을 철저히 수행함으로써 40여 년의 무법했던 식생활 습관을 교정하고 회춘의 즐거움을 직접 피부로 느낄 수 있을 것입니다.

23세까지는 세포가 자라는 기간이기 때문에 영양분을 골고루 잘 먹어야 건강하게 성장할 수 있는 것입니다. 그러나 23세가 지난 후부터는 응당 생산 세포로 개선시켜 줘야 합니다. 그러한데도 생산 세포로 개선시켜 주지 않고 계속해서 소모시키는 음식만 먹다 보니 우리 인체내의 세포는 미처 생산되는 세포로 개선할 시간적 여유를 얻지 못하고 계속해서 과다하게 들어오는 음식의 여분을 처리하느라 지치고 나태해져서 늙어 죽게 되는 것입니다.

즉 하루에 3천 칼로리의 영양을 섭취하던 것을 2천9백 칼로리만 섭취하고, 부족한 1백 칼로리는 자체내에서 생산이 되게끔 해 줘야 하는데, 이것을 모르고 하루에 물은 얼마를 먹어야 하고 칼로리는 얼마를 섭취해야 한다는 등 인체내의 세포야 죽든 말든 아랑곳하지 않고 어찌되었든 잘 먹어야 산다는 고정 관념에 사로잡혀 시도 때도 없이 먹고 마시니까 세포가 늙어 가는 것입니다.

다시 말하자면 23세까지는 나사를 풀어 주는 기간이요, 23세가 지난 후부터는 나사가 더 풀리지 않도록 조여 주는 힘을 길러야 하는데도 우리의 현재의 식생활 습관은 23세가 지나 50, 60세가 되도록 계속 나사를 풀어 주는 음식 문화에서 벗어나고 있지 못합니다.

하나의 비유를 들자면 자동차가 달리는데 각 부품마다 나사가 꽉 조여져 있으면 어떤 비포장 도로라도 고장없이 잘 달릴 수 있지만 곳곳의 나사가 느슨하게 풀려 있는 상태라면 약간 험한 길도 얼마 달리지 못하고 금세 고장이 나고 말 것입니다. 이와 같이 50, 60세가 지나도록 23세 이전에 먹던 음식을 그대로 먹으니까 모든 세포가 들뜨고 부풀고 하여 약해지고 노쇠가 급속히 와서 치매 현상과 아울러 외부의 약간의 충격이나 세균에도 아무런 면역의 힘을 발휘할 수가 없는 것입니다.

그것은 봄에는 물을 주고 퇴비를 해야 잘 자라지만 가을에 가서도 계속 물을 주고 퇴비를 주면 안되는 자연의 섭리를 보더라도 잘 알 수 있습니다.

따라서 23세까지는 성장하는 기간이기 때문에 영양학설대로 골고루 잘 먹는 것이 좋지만, 23세가 지난 후부터는 영양학설을 무시한 음식 먹는 방법에 기준을 두어야 한다는 것입니다.

⑥

육체 노동자에게

사무실에서 업무나 기획 같은 사무를 보는 정신 노동자보다 육체적인 힘을 들여 일을 하는 육체 노동자는 자연 음식 섭취량이 많아야 되며 또 배가 불러야 일을 잘 할 수 있다고들 이야기합니다. 신체의 기운을 많이 소모하는 육체 노동을 하는 사람이 음식을 많이 먹어야 되는 것은 당연하다 하겠습니다.

따라서 단순 노무에 종사하는 육체 노동자들은 보통 하루 세 번의 식사 외에도 간식이다 혹은 야식이다 하여 하루의 식사 횟수가 네 번이나 다섯 번 정도 됩니다. 그러나 음양감식 조절법에서 판단하면 하루 세 번의 식사 외에는 간식이나 야식을 먹지 않는 것이 건강을 위해 좋다는 것을 밝혀 둡니다.

이것은 마음을 담고 있는 그릇인 육체의 젊음을 저축하는 공제 행위이며 건강을 방어하는 보루와 같기 때문입니다.

하루 세 번만 식사를 하면 매 끼니 때마다 음식의 맛은 물론 소화, 흡수에도 무리가 따르지 않고 또한 섭취한 음식의 영양을 낭비하지도 않을 뿐만 아니라 기혈(氣血)의 순환도 용이하게 해 줍니다. 그런데 간식이나 야식으로 위장이 쉴 틈을 주지 않고 무리를 가한다면, 인체내 소화 기관의 생체 리듬이 흐트러져 섭취한 음식을 완전히 소화, 흡수하지 못하고 그대로 배설하게 되고 맙니다.

따라서 하루 세 끼 식사를 된음식으로 하되 중참 시간에 물 또는 막걸리 같은 것을 마십니다. 그 시간에 음료수를 마시도록 하면 육체 노동자의 건강은 완전하게 보장되며, 영생 체질로 개선시키는 데 일단 유리한 조건을 갖추었다고 볼 수 있습니다.

참고로 정신 노동자와 육체 노동자의 연령별 체력의 차이를 비교하여 살펴보면 20, 30대에서는 정신 노동자보다 육체 노동자가 훨씬 체력이 강하고 힘이 세며 실제로 건강하지만 40, 50대에 접어들면 육체 노동자보다 정신 노동자가 훨씬 젊어 보이고 체력이 탄력적이며 건강한 것을 볼 수 있습니다.

그 이유는 육체 노동자가 오랫동안 인체의 소화, 흡수력의 한계를 무시하고 음식을 과도하게 섭취했기 때문에 소화 기관의 무리한 활동을 강요함으로써 음양 실조로 인한 노화 현상이 빠른 속도로 알게 모르게 인체를 좀먹기 때문입니다.

그래서 아무리 힘든 육체 노동을 한다 해도 하루 세 끼 식사 외에는 어떤 간식도 하지 말고 또 세 끼의 식사도 된음식으로 하면서 식사중 국이나 물을 먹지 않고 있다가 2시간 후

물이나 기타 음료수를 마시면 육체적인 노동은 오히려 금상
첨화(錦上添花)로 운동의 역할을 대신해 주게 되어 속된 말로
꿩 먹고 알 먹고 식의 즐거운 삶을 살 수 있습니다.

그러다가 육체적인 힘든 일을 하지 않고 쉬는 날에는 아
침·저녁 두 끼만 먹는 감식 조절을 하게 되면 건강은 더욱
증진되고 회춘의 기쁨을 맞아 장수의 생을 구가하게 될 것입
니다.

음양감식 조절법 안에서의 육체 노동이 얼마나 신성한가를
직접 피부로 느끼리라 확신합니다.

❼

학생들에게

우주 만물에는 시기와 때가 있는 법, 인간도 시기와 때를 놓치게 되면 후회와 더불어 고달픈 인생을 살 수밖에 없습니다. 이같은 의미에서 공부할 시기에 있는 학생이 공부를 열심히하는 것은 어쩌면 당연한 의무인지도 모릅니다.

그러나 학생 여러분, 공부하느라 정말 고생이 많습니다. 이제부터 아무리 공부를 해도 피곤하지 않고, 지루하지 않으며, 집중이 잘 되어 공부를 잘 할 수 있는 방법을 알려 드릴 것이니 한번 실천으로 옮겨 보십시오.

① 음식은 점심·저녁 두 끼 먹는 법으로 조절하고, 물 먹는 시간에 음료수·우유 등 물 종류를 먹으며, 간식은 무엇이든 음식을 먹을 때에 같이 먹는다.

② 밤이 깊도록 공부를 할 때에는 저녁 먹은 후에는 일체 물 종류를 금한다.

③야식은 절대 먹지 않고 배가 고프면 배가 고픈 것을 즐거움으로 생각하고 공부에 임한다.

④될 수 있는 한 일찍 자고 일찍 일어난다.

될 수 있는 한 일찍 자고 일찍 일어나라는 것은 낮에 활동하며 보고 듣고 배우는 가운데 뇌세포가 분열되어 있어서 저녁에 아무리 공부를 할려고 애를 써도 뇌세포가 집중이 잘 되지 않게끔 되어 있기 때문입니다. 일찍 잠을 자게 되면 피로했던 모든 세포가 안정을 취하면서 분열되었던 뇌세포도 집중되게 됩니다. 따라서 새벽에 일찍 일어나 한 시간만 열심히 공부를 해도 저녁에 3~4시간 공부하는 것보다 더 능률이 나게 되는 것입니다.

저녁에 꼭 공부를 해야 된다면 더운물에 발을 담그는 족탕법을 20~30분 이상 실행한 후에 하십시오. 단, 저혈압 증상이 있을 때에는 족탕법을 금합니다.

하루 세 끼를 먹을 때에는 아침 식전 공복에는 절대로 물을 먹지 말고 식사 2시간 후에 먹되, 밤늦게까지 공부를 할 때에는 저녁 먹은 후에는 물을 먹지 않아야 합니다. 이상과 같은 준수 사항을 잘 지키며 공부를 한다면 건강은 물론이요, 공부의 능률이 지금보다 더욱 향상될 것입니다.

❽

자신의 체질을 먼저 알자

체질을 알면 질병을 예방할 수 있음은 물론 병의 치료까지도 쉽게 할 수 있습니다. 최근에는 이제마 선생의 4상 체질을 비롯하여 8상 체질, 오행 체질, 육기 체질 등으로 분류하는 방법이 등장했습니다.

그러나 이런 체질 분류에는 적지 않은 어려움이 있으니 같은 사람을 놓고도 소음인으로 감정하기도 하고, 태음인으로 감정하기도 합니다.

5행으로 분류하는 것에도 문제가 있으니 얼굴이 긴 木형은 木克土의 원리에 의해 비장과 위장이 약하다고 감정을 하는데 비장과 위장은 엄연히 족태음土와 족양명金으로 다른 것이니 도대체 두리뭉실한 이론이라고 아니할 수 없습니다.

또한 이론상으로 아무리 그럴 듯한 체질 감별법이라고 할지라도 실상 인체는 눈에 안 보이는 마음의 감정에 따라 순간순간 변화하는 생리 현상을 지니고 있으므로 정신과 육체의 변화 현상을 제대로 파악하지 못한 체질 감정은 자칫 도식적인 행위로 흐르기 십상입니다.

생명의 법에서는 사람의 체질을 아주 간단하게 분류합니다. 지구상에 56억의 인구가 있다 하나 크게 남자와 여자로 나누듯이, 56억의 체질도 음체질과 양체질로 대별할 수 있습니다. 양체질은 냉수나 냉야채, 냉과일 등 냉장된 음식물을 좀 과다하게 섭취해도 아무런 불편이 없지만, 음체질은 불편을 느낍니다.

동양인은 10명 중 1사람 정도가 양체질이고, 서양인은 10명 중 1사람 정도가 음체질이라고 볼 수 있습니다. 이는 동양인은 채식 위주로 식생활을 하고 서양인은 육식 위주의 식생활을 하기 때문입니다.

양체질은 찬음식을 먹고 음체질은 될 수 있는 한 따뜻한 음식을 먹으면 됩니다. 만약 음체질의 소유자가 찬음식을 많이 먹었을 경우엔 마무리로 뜨거운 걸 먹으면 좋습니다. 날씨가 덥다고 또는 갈증이 난다고 냉음료나 냉과일을 먹은 후 뜨거운 음식으로 마무리를 안한다면 필경 후유증이 누적되어 여러 가지 질병의 원인이 될 것입니다.

⑨

내 체질에는 맞지 않는다고 생각될 때

사람들은 무슨 일을 하거나 또는 어떤 음식을 먹다가 힘이 들거나 입맛이 맞지 않을 때에 "내 체질에는 맞지 않아"라고 말합니다.

음양감식 조절법도 하다가 생각대로 효과가 나지 않으면 '이 법은 내 체질에는 맞지 않아' 하고 포기할 수 있을 것입니다.

그러나 효과가 있건 없건 힘이 들지라도 꾸준히 지키다 보면 효과가 반드시 나타날 것입니다. 체질과 증상에 따라 먹지 않아야 할 것을 먹고 있기 때문에 효과가 없는 것뿐이지, 밥 따로 물 따로 먹는 법만은 인간이라면 반드시 행해야 할 법칙인 것입니다.

다만 위중한 병을 고치려고 조절을 하다보면 잘 낫지 않을 수도 있습니다. 그러나 예방적 차원에서라도 누구에게든 적응

되지 않는 사람이 없다는 것을 감히 단언하는 바입니다.

⑩

몸에 칼을 대지 말라

요즘은 웬만한 발병 부위는 수술을 합니다. 암세포는 물론 조그마한 종기까지도 칼로 도려내야 직성이 풀리는 모양입니다. 심지어 조금 난산의 기미가 보이면 제왕절개 수술로 해산을 합니다.

물론 화급을 요하는 긴박한 경우에는 수술을 해야 하겠지만 그렇지 않은 경우도 많은 것이 현실입니다. 얼마전 동아 일보 (1996년 11월 18일)에 실린 기사에 의하면 종합 병원은 번창하고 개인 병원(의원)은 점점 사라진다고 합니다. 사람들이 하찮은 감기만 걸려도 의원보다 병원을 찾다 보니 동네 의원이 설 땅이 없게 된 것입니다. 종합 병원은 돈이 많으니 여러 가지 첨단 의료 장비를 갖추고 진료에 임할 수 있으나 개인 병원은 아무래도 영세성을 면할 수 없다 보니 그런 장비를 갖출 수가 없습니다.

더욱이 낮은 의료 보험 수가 때문에 웬만한 양심으로는 기본적인 관리비의 충당도 힘들다고 합니다. 오죽했으면 몇십 년을 의사로 지내던 병원장이 주유소를 차리는가 하면 단란주점으로 업종 변경까지 했겠습니까? 그런데 문제의 심각성은 그들이 병원을 운영하기 위해서는 어지간한 병이라도 수술을 권유할 수밖에 없다는 것입니다. 수술로 우선 큰돈을 벌 수 있고, 그래야만 그나마 명맥을 유지할 수 있기 때문입니다.

그러나 생명의 법에서는 이유를 불문하고 몸에 칼을 대지 말라고 권유합니다. 한 가지 예를 든다면 약은 다른 장기 조직에 좋지 않은 영향을 끼치고 또 다른 약을 필요로 하게 마련입니다. 위장을 고치고 나면 간이 나빠지고 간을 고치고 나면 신장이 나빠지는 악순환이 계속되는 것입니다. 더욱이 칼로 장기의 일부를 잘라내는 경우는 더 말할 필요도 없습니다. 예를 들어 신장을 잘라내면 당장은 고통이 없는 듯하나 잘라낸 신장의 텅 빈 공백으로 다른 이물질이 들어차게 되고, 신장과 연결되었던 혈관이나 신경 조직은 갈 길을 잃게 됩니다.

인체에는 위대한 자연 치유력이 있습니다. 밤이 오면 달이 뜨고 휘황찬란한 네온이 반짝여 불야성(不夜城)을 이루지만 아침에 해가 뜨면 봄눈 녹듯 스러지는 것처럼 몸안의 자연 치유력만 강화시켜 주면 간암은 고치는데 위암은 못 고치겠습니까? 폐암, 당뇨 등 어떤 질병이라도 완벽히 고칠 수 있는 것이 자연 치유력입니다.

주지하다시피 만병의 근원은 기혈 순환의 부족에서 옵니다.

만약 인체의 어느 부위라도 기혈 순환, 즉 산소의 공급이 원활히 이루어지지 않으면 노폐물이 축적되고 각종 질병이 유발됩니다. 수술은 결국 산소 유통을 원활하지 못하게 하므로 인체의 자연 치유력을 약화시킬 뿐입니다.

질병과 실제

제1절 · 암(癌)

❶

암은 조기 발견하면
더 빨리 죽을 수 있다

암은 조기에 발견해야 치료할 확률이 높다고 합니다. 따라서 정기적인 검진을 필수적으로 받아야 한다고 현대 의학은 강조합니다.

그러나 과연 조기 발견했다고 해서 그것이 정말 조기에 발견했는가를 묻지 않을 수 없습니다. 왜냐하면 현대 의학은 철저한 결과 지상주의(結果至上主義)이기 때문입니다. 현재 물질로 드러난 결과는 반드시 그 이전에 비물질적인 원인이 있게 마련입니다.

상의(上醫)는 병의 원인을 미리 알고 기미를 알아차려 대비를 하지만 하의(下醫)는 나타난 결과에만 집착합니다. 마음과 몸의 변화는 기의 순환에 의해 이루어지므로 오묘한 기의 순환을 제대로 모르고서는 결코 상의가 될 수 없습니다.

현대 의학이나 과학은 아직 기의 존재조차 파악하지 못하고 있습니다. 분자—원자—원자핵—소립자로 이어지는 변화는 어느 정도 알아냈지만 소립자 속에서 벌어지는 창조의 능력은 알아내지 못했습니다. 그것은 물질 이전의 세계이기에 물질적인 관념에 젖어 있는 과학으로는 이해할 수 없는 것입니다.

우리의 몸을 태양계로 보고 세포를 지구로 보면 세포에서 벌어지는 현상은 태양계에서 볼 때에 아주 미미한 정도에 불과합니다. 그 미미한 존재가 물질화하여 암세포로 굳어지기까지의 시간을 따져 보면 엄청난 것임을 알 수 있습니다. 어느 별의 하루가 지구의 1,000년과 같다 또는 지구의 100년이 어느 별의 1시간과 맞먹는다고 하는 경우와 같다고 할 수 있습니다.

그러므로 의학자의 눈에는 조기 발견된 암세포로 보일지 모르나 그 이전의 세월을 감안할 때 결코 조기라고 할 수 없는 것입니다.

또한 암세포를 조기에 발견한다는 명목으로 각종 검사와 약물 복용을 하다 보니 눈에 보이지 않는 기의 흐름을 막아 버려 결국 치료는커녕 빨리 죽음에 이르게 됩니다. 설령 암세포를 조기에 발견했다고 할지라도 그 순간부터 몸에 칼을 대야 하고 각종 영양가 있는 식사와 약물, 주사 등으로 차라리 가만히 있으니만도 못한 불행한 사태를 초래하는 경우를 너무도 흔하게 볼 수 있는 게 바로 지금의 현실입니다.

❷
암(癌)은 왜 발생하는가

　현대 의학에서는 흔히 발암 물질이니 또는 중금속 등이 체
내에 축적됨으로 해서 암이 발병할 수 있다고 역설하고 있습
니다.

　그러나 음양감식 조절법에서 볼 때 우리 인체는 어느 정도
발암 물질이 들어 있는 음식이나 또는 중금속이 들어 있는 음
식을 먹었다 하더라도 절대로 암이 발병할 수 없다는 것을 확
실하게 말씀드릴 수 있습니다.

　우리 인체는 일상 생활 속에서 음식만 바르게 먹고 마시면
음양 이기(陰陽二氣)의 순행이 잘 되어 인체내의 자연 치유력
이 강화되고, 그럼으로써 살균 내지는 멸균 능력을 발휘하여
몸 안에서 필요치 않은 것은 몸 밖으로 다 뽑아 버리기 때문
에 암뿐만 아니라 어떤 질병도 발 붙일 틈을 주지 않는 것입
니다.

암이라고 하는 것은 외부에서 전염되는 병이 아니고 오로지 몸 안에서 스스로 생기는 병으로, 물론 발생 원인이야 여러 가지가 있겠지만 근본적인 원인은 기혈 순환의 부족이라고 보아야 하겠습니다.

기혈 순환이 둔화되고 부족해지면 암뿐만 아니라 다른 여타의 질병이 발병합니다.

이렇듯 건강에 치명적이라 할 수 있는 기혈 순환의 부족은 과연 어디에 그 원인이 있는가를 우리는 보다 진지하고 냉정하게 알아 보아야 하겠습니다.

그것은 바로 음식을 먹는 데는 엄연히 법도가 있음에도 불구하고 그 법을 전혀 무시한 채 극히 무절제한 식생활을 하는 데서 찾을 수 있습니다.

이렇게 절제하지 않는 충동적인 식생활은 낮과 밤에 따라 변화되는 신체 음양이 전혀 조절되지 않았기 때문에, 섭취된 음식물의 독소와 노폐물이 그대로 인체내의 각 곳에 축적되어 기혈 순환에 장애를 가져 오고 그로 말미암아 자연 치유 능력이 약화되는 결과를 가져 옵니다. 그리고 이처럼 무기력한 인체에 쉽게 찾아올 수 있는 질병들 중 암이라고 하는 무서운 병마저 유발하게 된다는 것이 생명의 법 이론인 것입니다.

암 환자들은 현대 의학의 의술과 의약에 의존하다가 효과를 얻지 못하면 최후의 의책(醫策)으로 수술을 하게 됩니다.

그러나 음양 이론으로 판단해 볼 때 수술을 하게 되면 아무리 수술이 잘 되었다 하더라도 수술 부위가 정상적인 기혈 순환을 할 수 없어 시일이 지날수록 다시 노폐물이 축적되면서 경화 증세(硬化症勢)가 일어나 암 세포가 재생되거나 아니면 그와 유사한 다른 병이 발생되기 쉽습니다.

우리의 인체는 간장, 심장, 위장, 신장, 폐장의 오장 육부를 비롯하여 모세 혈관 하나하나에 이르기까지 기혈(氣血)이 화통하게 순환되어야 하는데 어느 한 곳에, 예를 들어 간에 이상이 생겼다고 가상하면 피의 순환이, 이상이 생긴 간에서는 한 박자 느리게 순환한다고 말씀드릴 수 있습니다.

즉, 개울물이 세게 내려가는 부분은 항상 깨끗하고 좋은데 물이 잘 내려가지 않는 개천에는 오물이 쌓이고 각종 균들이 득실거리게 마련입니다.

이와 마찬가지로 우리 인체내에서도 이상이 있는 부위에는 산소 결핍으로 인하여 피의 순환이 잘 되지 못하여 노폐물이 축적되고, 오랜 세월이 흐르는 동안 그 부위에는 불순 세포가 싹트게 됩니다.

이러한 불순 세포는 때로는 암 세포도 될 수 있고 또는 종양, 염증, 경화증, 혈압, 당뇨병, 관절염 등의 여러 형태의 질병으로 발전될 수도 있습니다.

이렇듯 기혈 순환 부족으로 인해 결국은 만병이 발병한다는 원리를 생각하고 외부의 어떤 물리적인 작용으로 치료하려는 생각에 앞서서 음양감식 조절법을 통하여 자연 치유 능력을 최대한 가동해서 인체 스스로가 항암(抗癌)력을 갖도록 제반 조치를 취해 줌으로써 완치의 희망과 더불어 재발하는 불행의 씨앗을 몸 안에서 완전히 제거해야 하겠습니다.

이것은 능동적이고 보다 적극적인 삶의 태도와 치병책으로서, 건강인에겐 아예 괴질(怪疾)의 접근을 막아 주는 방편이 되고, 이미 감염이 된 질환의 몸에는 체내의 자활력이 스스로 이를 퇴치할 수 있는 능력을 갖추게끔 하는 만병통치의 열쇠인 것입니다.

아주 가소로운 원인에 의해 발병된 암은 그 발병의 원인이 규명된 이상 원인 제거만 해주면 간단히 처리될 수 있으며, 그것을 인체의 생명을 관장하는 실정법으로서의 생명의 법이 음양감식 조절법이란 관행과 규율로 다스려 일벌 백계(一罰百戒)하고 있다는 사실을 다시 한번 명심하기 바랍니다.

❸

암 환자를 위하여

만병은 음식에서 비롯됩니다. 만병의 퇴치 역시 반드시 음식을 조절해야만 근본적인 치료가 될 수 있습니다.

사람이 병이 나면 치료하는 것도 중요하지만 미리 병을 예방하여 건강을 지키는 것이 더욱 중요하고 나아가 이러한 건강을 그대로 오래오래 간직하는 것이 더더욱 중요한 일이라고 하겠습니다.

우리 인체는 알고 보면 마음대로 먹고 마시는 23세 이전까지 성장기의 음식 문화를 23세 이후부터 한 단계만 바꾸어 주면 자연 치유의 놀라운 능력의 유전 인자를 개발해 낼 수 있는 이 우주 속에서 아주 독특하고 유일한 존재라는 것을 명심하기 바랍니다. 생명에는 엄숙한 하나의 법(法)이 존재하며 이 법을 반드시 지켜야만 창조주가 의도한 바대로 인간의 생명이 영속될 수 있는 것입니다.

이러한 생명의 영속을 위해서는 우선 건강해야 합니다. 그리고 건강한 육체를 보존하기 위해 만병에 대응한 건강 관리와 예방책이 떡먹듯 그리 쉬운 일이 아님을 절실히 느껴야 합니다.

왜냐하면 오랜 세월 동안 자유 분방한 식생활 습관에 젖어 있던 인체 세포를 자생력이 있는 인체 세포로 조율하기 위해서는 우선 일반적인 식생활 관행에 제동을 걸어야 합니다.

일단 시작하면 몸에 좋다는 것을 금세 느낄 수 있겠지만, 항상 뭔가 부족한 듯하고, 마냥 궁금하며 먹고 싶은 마음을 이겨내기란 쉽지 않을 것입니다.

그러나 이렇게 뭔가 부족하고 먹고 싶으며 몸에서 무엇인가 필요로 할 때 바로 그것이 무법한 식생활 습관에 길들여진 인체 세포가 자생력을 키우기 위해 조율되는 과정이라는 것을 깨닫고 극기(克己)의 힘을 길러야만 합니다.

생명에 관한 무법의 편한 생활을 해오면서 인체 세포를 허약하게 만들어 늙고 병들게 만드는 것이나, 이 사회의 관행을 지키지 않는 사회의 무법자인 건달이 이 사회를 병들게 하는 것이나 다를 바가 없다고 보아야 하겠습니다.

다시 말해 체내에 망라된 세포와 오장 육부의 노고를 생각해 주지 못하고 생명의 법을 몰라라 하는 무법자나 이웃의 안녕은 안중에도 없이 자기 좋을 대로 행동하는 건달이나 다를 바가 없다는 것입니다.

대부분의 사람들이 미리미리 질병에 대처하지 않고 그저 찾아온 질병을 물리치는 데 급급해하고 있습니다.

그러다 보니 병원 치료와 약으로써 해결하는 것이 모든 치료 방법에 우선한다는 인식이 고정 관념화되어 버렸습니다.

그래서 요즘은 새로운 병이 새로운 약을 만드는지, 아니면 새로운 약이 새로운 병을 만드는지 분별이 안 될 정도입니다.

때문에 너무나도 신비한 원리를 간직한 음양감식 조절법을 통하여 잠자고 있던 인체내의 모든 조직과 기능을 일깨우고 자연 치유력을 강화할 뿐만 아니라 자생 능력을 최대로 가동시킴으로써 질병에 대한 저항력을 높여 주어야만 하겠습니다.

된음식과 물을 따로 구분해서 먹는 것이 어렵다는 핑계를 구실 삼아 몸 안에 있는 명약(名藥)은 꺼내 쓸 줄 모르고 영양제나 치료제에만 의존해서 신체 기능을 다스려 건강을 유지하려는 행위가 얼마나 자가 당착(自家撞着)적인 오류인가, 나아가 얼마나 인체의 생리 기능을 무력하게 하며 저항력을 약화시키는가를 골똘히 생각해 보아야 하겠습니다.

그뿐이 아닙니다. 약의 과용(過用)으로 인한 부작용은 또한 얼마나 큰지 모골(毛骨)이 송연(悚然)해질 뿐입니다. 독약일수록 명약이란 말이 있듯이 옛날 임금이 내렸던 사약도 명약 중의 명약이었습니다.

그러나 명약이든 사소한 약이든 간에 반드시 부작용이 따르게 마련이며, 이러한 부작용은 체내의 생리 기능을 마비시켜 또 다른 새로운 병을 유발시키고 맙니다.

이러한 사항들은 건강을 지키고 장수(長壽)를 위해서는 악재(惡材)일 뿐입니다.

이것은 다만 건강과 젊음의 힘이 간직된 장수(長壽)를 약속받고 장생(長生)을 추구할 수 있는 음양감식 조절법의 신비를 경험하지 못했기 때문입니다.

고도로 발달한 현대 의학에서도 명쾌한 치료책이 없어 불치병으로 취급하는 암이라 할지라도 생명의 법을 준수하여 음양감식 조절법의 이론을 신뢰하고, 엄격히 음식을 체계적으로 조절해 주면 완치가 가능하다는 것을 분명히 말씀드릴 수 있습니다.

필자는 근 35년 간 일반 환자 외 암 환자만 96년 10월 30일 현재까지 만 3천여 명을 상담했고, 직접 지도한 환자만도 9천여 명이나 됩니다. 그런데 이 환자들을 낮과 밤의 인체 변화에 맞추어 음양감식을 조절시켜 본 결과 80% 정도가 효과를 보아 음양감식 조절법의 이러한 신비한 능력에 필자 자신도 다시 한번 놀라지 않을 수 없었습니다.

다만 한 가지 안타까운 것은 진단에 의해 암이라고 판정받은 즉시 음양감식 조절법에 맞춰 음식을 조절하면서 식이 요법을 철저히 했어야만 하는데, 대부분의 환자들이 외부의 물리적인 여러 형태의 치료와 처방으로 병이 악화된 후에야 음양감식 조절을 시작하였기 때문에 인체의 내부적인 힘을 끌어내 치료하는 그와 같은 신비한 효과를 모두가 경험할 수는 없었다는 점입니다. 그러나 다행히 고통 없는 운명(運命)으로 보답되기는 하였습니다.

❹

암 환자가 생명의 법 안에서
음양감식 조절을 할 때

암 환자가 음양감식 조절법에 따라 식이 요법에 들어갈 때에는 무엇보다 먼저 영양을 기준한 학설을 무시해야만 합니다.

아무리 영양가 있는 음식일지라도 암 환자에겐 도움보다 해(害)가 더 많아 병세만 더욱 깊게 만들 뿐입니다.

따라서 이러한 환자가 생명의 법 안에서 음양감식 조절을 하게 되면 어떤 효과가 나타나는가를 설명드리기로 하겠습니다.

첫째, 인체의 세포 활동이 낮과 밤에 따라 다르므로 그에 맞추어 음양 조절을 하면서 음식을 단계별로 감식하게 되면 우선 기혈 순환이 잘 되고 몸 안에서 스스로 병을 이길 수 있는 자연 치유력이 강화되면서 암 세포와 싸울 수 있는 항암 세력을 정비하게 됩니다.

둘째, 강화된 자연 치유력은 체내에 축적되어 있는 노폐물과 여러 독소를 완전 제거하여 암의 존재를 퇴치하는 데 놀라운 힘을 발휘하게 됩니다.

셋째, 영양가 높은 음식은 그 음식을 충분히 소화, 흡수할 수 있는 능력이 갖추어졌을 때 먹게 되면 그때에는 암 치료에도 도움이 될 뿐만 아니라 암 환자의 건강 관리에도 큰 역할을 하게 됩니다.

특히 암 환자에 있어서는 환자별로 건강 상태와 체질 또는 증세에 따라 음식의 분량과 음식의 종류, 그리고 피해야 할 음식 등 세밀하고 정확하며 보다 더 전문적인 음식 조절이 필요합니다.

이처럼 암 환자는 다른 어떤 환자보다 음식 조절에 있어 특별한 지도가 요구된다고 하겠습니다.

암 환자의 수칙

암이라는 최종 진단을 받은 후 정신적인 불안과 육체적인 고통으로 실의의 나날을 보내고 있는 암 환자들에게 어느 부위에 암 세포가 싹트고 있든지 간에 음양감식 조절법으로 치료할 수 있다는 확신과 희망을 드리면서 아래 준수 사항을 꼭 지키기를 당부하는 바입니다.

첫째, 육류, 어류, 패류 등 고단백 음식을 삼가한다.

둘째, 꿀, 설탕, 감미료 등 당분이 포함된 음식을 삼가한다.

셋째, 영양제, 링거, 항암제, 안정제 등의 주사를 절대 맞지 않는다.

넷째, 짜고 매운 음식을 삼가한다.

다섯째, 뜨겁거나 차가운 물을 삼가하고 항상 미지근한 물을 마신다.

여섯째, 식초, 생야채, 생과일, 참기름, 들기름, 호두, 땅콩, 식용유, 두부를 삼가한다.

이상과 같은 음식은 모두가 암 환자에게는 독약과 같은 위해(危害)를 가져 오기 때문입니다.

어떤 돈 많은 환자는 육류나 영양 많은 어패류 등 고단백의 음식에 영양제나 항암제 주사를 쉽게 맞으면서 가능한 방법을 총동원하여 치료를 위해 애를 쓰지만 안타깝게도 병만 더욱 악화될 뿐입니다. 그것은 고단백 음식과 영양제, 항암제 같은 치료법이 기름을 지고 불에 뛰어드는 결과를 낳기 때문입니다. 즉, 이러한 행위들은 일보 후퇴(一步後退), 십보 전진(十步前進)식의 암 세포 확산을 촉진하게 되는 것입니다.

그렇지만 병원에도 갈 수 없는 가난한 환자는 고단백 음식을 마음대로 먹을 수도 없는 형편이지만 이로 인해 오히려 생명이 조금 더 연장되면서 여러 민간 요법이나 식이 요법으로 구우 일모(九牛一毛)의 기적적인 효험을 볼 수 있습니다.

몸이 허약하거나 병이 들었을 경우 건강을 회복하기 위해 건강식이니 혹은 보약이니 하며 영양 섭취에 신경을 쓰는데 보약이 되는 것도 경우에 따라서는 독약도 될 수 있듯이 고단백의 영양식이나 영양제가 어떤 병에라도 다 좋은 것은 결코 아닙니다. 즉, 질병의 성질에 따라서 명약도 될 수 있고, 독약도 될 수가 있다는 것입니다.

그러면 암 환자에게 어떤 음식과 어떤 물리 치료제가 왜 독약처럼 나쁜가를 음양감식 조절법 측면에서 살펴보기로 하겠습니다.

첫째, 육류는 왜 나쁜가?

육류를 조리하거나 담았던 그릇을 씻어 보면 그릇에 묻은 기름이 찬물에는 잘 씻겨지지 않는 것을 볼 수 있습니다.

암은 혈액 순환의 장애로 발병하는 것이기 때문에 쉽게 말해 암이 발병했다 하면 우리 인체는 육류 음식을 담은 기름 묻은 그릇과 같은 현상이 됩니다.

그래서 육류를 먹게 되면 소화, 흡수도 잘 되지 않을 뿐만 아니라 배설도 깨끗이 되지 않아 독소와 노폐물이 체내에 축적되고 피는 탁하게 되며 더욱 혈액 순환 장애가 일어나 암세포가 빠른 속도로 확산되므로 암 환자에게 있어 육류는 독약과 같은 것이 됩니다.

둘째, 어패류는 기름기가 없는데 왜 나쁜가?

생선이나 조개 등 어패류가 시간이 지남에 따라 부패되는 과정에서 식물성보다 몇 배나 더 심한 악취를 풍기는 것을 알 수 있습니다.

이처럼 어패류 음식을 먹게 되면 소화되는 과정에서 독소가 발생하게 됩니다. 그렇게 되면 모든 장기관(臟器管)의 기혈이 순환될 때 독소를 완전히 해독시킬 수 없기 때문에 커다란 장애가 일어납니다. 그리고 어패류를 먹으면 산성 체질로 몸이 가속화되는 와중(渦中)에서 암 세포만 활발하게 성장시키는 결과를 가져 오며 암 환자에게 더 많은 육체적 고통이 되기 때문에 어패류로 조리한 음식은 삼가하는 것이 현명합니다.

셋째, 꿀, 사탕 등 당분 음식은 왜 나쁜가?

하루 일과를 마치고 난 뒤 신체의 심한 피로감을 느낄 때 취침 전 꿀물이나 설탕물을 따뜻하게 해서 마시고 잠자리에 들면 그 다음 날 아침에는 피로가 깨끗이 사라지고 몸이 가벼워지는 것을 경험해 보았을 것입니다.

또한 염증이나 피부병 혹은 가려움 증세가 있을 때 꿀물이나 설탕물을 먹게 되면 그 증세가 더욱 심해지는 것도 경험했을 것입니다.

그러나 꿀이나 설탕의 높은 당질이 혈액 순환을 촉진시켜 주는 반면 혈액의 농도를 짙게 하여 수분을 뽑아 버리는 작용을 할 뿐만 아니라, 신경을 굳어지게 하는 작용도 하기 때문에 암 환자에게는 독약과 같은 것입니다.

넷째, 영양 주사는 왜 나쁜가?

우리의 인체는 낮과 밤의 변화에 따라 세포 활동이 다릅니다. 즉 낮이면 양체질(陽體質)이 되고, 밤이면 음체질(陰體質)이 되어 음양의 조화를 이루어 가고 있습니다.

그래서 어떠한 질병이 발병할 경우 인체가 갖고 있는 자연 치유력으로 최선을 다해 질병의 퇴치를 위해 전력(全力)을 쏟게 됩니다. 그런데 이때 영양제 주사를 맞게 되면 병력(病力)과 싸우는 자연 치유력이 외부에서 들어온 영양제와 힘을 합하여 뭉치려다 보니 병세(病勢)와 싸우는 시간을 놓쳐 버리기 쉽고 이로 인해 병의 세력이 더 강하게 일어난다고 할 수 있습니다.

쉬운 예로 채소가 물을 좋아한다고 장마철임에도 계속 물만 주게 되면 그 채소는 물을 준 만큼 오히려 시들어지고 결국은 녹아 버리게 될 것입니다.

이처럼 영양분이 무조건 좋다고 과다 섭취하면 오히려 독소로 체내에 축적되어 음양 조절(陰陽調節)은 균형을 잃게 됩니다.

그런데도 기혈 순환의 장애가 불러들인 불씨를 끄기 위해 음식을 부실하게 먹어 허약해졌다며 영양제나 그와 같은 종류의 주사로 영양을 공급하게 되면 암 세포는 더 힘을 얻어 확산되고 암 조직은 커지게 되는 것입니다.

암 환자가 영양제 같은 주사를 맞았을 경우 속이 더부룩한 증세를 느끼며 약간의 열도 나면서 상태가 악화되기 일쑤입니다.

그래서 종합 진찰을 받으러 병원에 갈 때에는 걸어서 들어가던 암 환자가 나올 때에는 들것에 실려서 나오는 경우를 종종 볼 수 있습니다.

특히 간암(肝癌)이 발병한 환자들에게서 이런 경우를 더 많이 볼 수 있습니다.

이런 모든 현상은 물론 병원에 가서 진찰을 받는 것은 당연한 과정이지만 진료 과정에서 영양제나 그와 같은 성분의 주사를 맞는 데 집중적인 원인이 있다는 것을 알아야 하겠습니다.

다섯째, 안정제는 왜 나쁜가?

안정제의 작용은 병세(病勢)와 싸울 수 있는 힘, 즉 자연 치유력을 무력(無力)하게 하기 때문에 암 환자에게는 사용을 금해야 하는 것입니다.

여섯째, 항암제는 왜 나쁜가?

한 마디로 극단적인 표현을 빌리면 항암제와 같은 약이나 주사는 마치 빈대를 잡으려다 초가 삼간을 태우는 격으로, 치료는 고사하고 오히려 병세를 악화시키는 역효과를 낼 뿐입니다.

인체의 어느 부위든 암이 발병하면 체내의 자연 치유력은 있는 힘을 다하여 암 세포와 싸우려고 노력하는데 이런 데다 항암제를 사용하면 일시적으로는 정지시키거나 억제하는 효과는 볼 수 있지만 결국은 너도 죽고 나도 죽는 격이 되고 말 뿐입니다. 나아가선 백혈구까지 약화되고 파괴되면서 암 세포가 더 기승을 부려 확대되고 성장되는 결과를 가져 오게 됩니다.

따라서 음양감식 조절법에 따른 음식 조절로써 인체 스스로가 갖고 있는 자연 치유력을 강화시켜 스스로의 힘으로 항암 작용이 되도록 해야 합니다.

현대 의학과는 좀 상반된 주장이어서 의아해할 분들도 있겠지만 충분한 임상 경험과 확신을 갖고 감히 암 환자에게 당부하는 바입니다.

병원에서 암이라고 진단을 받으면 그 즉시 음양감식 조절법의 수련 과정 중 1일 2식의 식이 요법으로 음식 조절을 5~15일 정도만 해보십시오.

병원에 입원중인 같은 암 환자와 비교해 보면 그 신비함을 스스로 느끼게 될 것입니다.

지금까지 음양감식 조절법 측면에서 암 환자에게 무엇이 어떻게 왜 나쁜가를 나름대로 설명하였지만, 현대 의학에 대한 의존도가 높은 현실적 상황에서 암 환자들의 정신적, 육체적 고통을 해소시키는 데 한계가 있음을 안타깝게 생각하며 현명한 판단으로 투병에 임하기를 바랄 뿐입니다.

제2절 · 만성 질환

❶

간암(肝癌)

간암 환자뿐 아니라 간경화, 간염 등 간질환 환자는 아래 열거한 준수 사항을 철저히 지키면서 음양감식 조절법에 의한 식이 요법을 꾸준히 하면 신기한 효과를 보게 될 것입니다.

① 아침 · 저녁 하루 두 끼만 먹는 식이법 실시

② 된음식으로 충분히 씹어서 먹기

③ 아침 식사는 오전 6시에서 8시 사이

④ 저녁 식사는 오후 5시에서 7시 사이

⑤ 식사중 국이나 물 음식 절대 삼가

⑥ 물은 식사하고 난 두 시간 후에 마시고 그 시간이 지나면 절대 삼가

⑦ 아침 식사 후 복용하는 약이 있을 때는 식사하고 난 한 시간 뒤에 먹되 물은 약을 삼킬 만큼 소량

⑧ 저녁 식사 후 복용하는 약은 식사하고 난 두 시간 뒤에

먹되 물은 10시까지 충분히 섭취해도 무방

⑨아침 식사 후부터 저녁 식사를 하고 난 두 시간 뒤까지는 물이나 음료수 또는 기호 식품 음료와 간식은 일체 먹지 말고 삼가

⑩물은 항상 미지근한 물로만 섭취

⑪몸 상태가 좀 안 좋다 싶으면 복용하던 약을 딱 끊으면 의외로 좋아짐

⑫술, 담배는 절대 삼가

(1)간암 환자가 먹어서는 안 되는 식품

①육류, 어패류 등 고기와 생선, 조개류로 만든 음식

②꿀이나 설탕 및 당분이 많은 음식

③식물성 기름, 동물성 기름과 쇼트닝, 마가린 등으로 조리한 음식

④생야채, 생과일(소화가 잘 안 될 때)

삼가해야 할 것은 음식뿐 아니라 치료제도 마찬가지입니다.

즉, 간암 환자에게 치료제로 사용하는 항암제, 영양제, 신경 안정제, 링거 등과 같은 종류의 주사나 약 복용은 절대 금해야 합니다.

단, 진통제는 암 환자가 증세에 따라 통증이 있을 때 식사 후 물 먹는 시간에 약과 함께 복용해도 좋습니다.

그리고 간암 환자는 생명의 법 안에서 음양감식 조절을 시작할 때 무엇보다도 맨 첫날의 식이법 조절이 중요하니 다음

설명을 명심하기 바랍니다.

음양감식 조절을 시작하는 첫날은 저녁 먹을 시간인 오후 5시까지는 어떤 음식이나 물 한 모금도 일체 삼가하고 공복 상태를 유지해야만 합니다.

설령 통증이 있다 해도 어떤 약도 복용해서는 안 되며 주사 역시 안 됩니다.

또한 아침부터 저녁까지 아무것도 먹지 않았다고 해서 저녁 식사 전이나 식사중 또는 식사 후 즉시 죽이나 물을 먹어서는 절대 안 됩니다. 그렇게 하지 않으면 종일 굶은 것이 헛수고일 뿐만 아니라 음양이 조화되지 못하여 건강이 더욱 악화될 수가 있습니다.

이처럼 첫날의 단식을 특별히 당부하는 것은 아침부터 저녁까지는 인체가 양체질(陽體質)로서 열기운을 받게 되므로, 이 시간에 음식이나 영양즙 또는 물을 먹게 되면 암 세포 조직이 더욱 확산되면서 음양감식 조절의 연단에 장애가 일어나기 때문입니다.

이렇듯 첫날 하룻동안, 된음식으로 저녁 식사만 먹고 물을 두 시간 후부터 열 시까지 마시게 되면 현대 의학 측면에서 볼 때 영양 실조와 탈수 현상이 생기지 않을까 하는 염려가 있겠지만, 그 점에 대해서는 조금도 염려할 것이 없습니다.

그러니 체내의 음양 조절이 잘 조화될 때까지는 영양학설을 무시하고 음양감식 조절법에 의한 음식 조절만 엄격하고 철저하게 수행하면서 삼가해야 할 여러 가지 준수 사항만 잘 지키도록 하십시오.

(2)간암 환자가 음양감식 조절을 하면 나타나는 인체의 변화와 알아야 할 점

간암 환자가 음양감식 조절을 처음 시작하면 평소와는 달리 체내에 여러 가지 변화가 나타납니다. 그러나 조금도 염려하거나 걱정할 필요가 없습니다.

신체의 변화에 대해 살펴보면

① 처음 15일까지는 1kg에서 5kg까지 혹은 11kg까지도 체중이 감량되는 수가 있음

② 손과 발이 다소 차가워지면서 가슴에 미열이 날 경우도 있음

③ 2일 혹은 3일부터 10일 사이에 갈증이 심하게 일어나는 경우도 있음

④ 인체에 이상(異狀)이 있는 부위에는 통증이 올 수도 있음

⑤ 바늘로 콕콕 찌르는 것과 같은 아픔이 순간적으로 왔다가 사라지고 다시 오고 하는데 염려하지 않아도 됨

⑥ 소변 색깔은 짙거나 탁하면서 경우에 따라서는 붉어질 수도 있음

⑦ 대변은 2~3일 간격을 두고 보게 되며 처음에는 힘들게 시작해도 곧 편하게 용변을 할 수가 있음(드물게 7~15일 만에 대변을). 또한 가벼운 불면 증세도 올 때가 있음

⑧ 때에 따라서는 현기증이나 빈혈 증세가 올 수도 있는데,

앉았다가 일어나면 핑 도는 느낌의 빈혈과 같은 증세도 있음

⑨ 낮에는 무리하지 않은 가벼운 운동으로 활동을 하고 밤 시간에 충분히 휴식을 취해야 함

⑩ 마음을 조급히 갖지 말고 항상 평온하고 또한 편하게 가져야 함

⑪ 완치된다는 확고한 신념과 확신을 가질 것

⑫ 금식(禁食)을 하지 않을 것

⑬ 한약을 쓸 경우 명심할 사항은 한약재(漢藥材)는 3~7일 이상 복용하면 한약재의 독소가 오히려 간암 치료에 역효과가 될 수 있으므로 1주일 이상 복용을 금해야 함

⑭ 진통제나 소화제 같은 약은 아침 식사 1시간 후에, 저녁 식사 2시간 후에 복용할 것

이상에서 보는 바와 같이 여러 증상이 올 수도 있지만 이것은 다만 음양감식 조절을 통해 체내의 자연 치유력의 힘을 끌어내는, 즉 강화되는 과정이므로 조금도 염려할 필요가 없습니다. 음양감식 조절법의 효과를 보다 극대화하기 위해서 처음 시작한 전환기 15일 정도는 평소보다 다소 불편스런 몸의 변동을 느끼겠지만 잘 참아나가다 보면 시작한 지 3, 4일 지나서부터 의외로 활력이 생기고 머리가 맑아지면서 몸이 조금씩 가벼워짐을 느끼게 될 것입니다.

그리고 조금씩 활동을 해 보면 감각적으로 매우 다른 기분을 느끼게 될 것입니다.

만일 음양감식 조절을 시작한 지 15일이 경과되어도 몸이

가벼워지지 않고 아무런 변동이 오지 않을 경우 즉시 전문가에게 상담 문의를 요합니다. 상태가 좀더 깊은 경우가 간혹 있을 수도 있기 때문입니다.

그리고 아래 여러 암 환자들도 간암 환자와 마찬가지로 실례를 든 준수 사항을 지키면서 음양감식 조절로 연단을 쌓으면 커다란 효과가 있으리라 확신합니다.

①피부암

②식도암

③직장암

④방광암

⑤자궁암

⑥위암

⑦대장암

⑧유방암 등 모든 암 일체

어떤 부위에 암이 발병했든지 간암 환자의 용법대로 생명의 법 안에서 인체와 밤과 낮의 음양을 조화시켜 우리가 매일 접하는 음식인 만병통치약을 잘 활용하고 감식 조절을 하면 치료가 가능하고 완치에 대한 희망도 가질 수가 있습니다.

단, 영양제 주사를 계속 투여하고 있는 환자는 음양감식 조절을 하지 마십시오. 또한 복수 환자나 항암제를 투여하는 환자는 효과가 늦어질 수 있으니 철저한 주의를 요합니다.

❷

나병 (癩病)

한방에서는 풍창(風瘡＝문둥병)이라 하고 현대·의학에서는
일명 한센병이라고도 부르는 나병은 병질(病質)에 따라 음성
이 있고 양성이 있습니다.

나병 환자는 다른 어떤 환자보다도 정신적, 육체적인 이중
고의 고통을 받는다고 할 수 있습니다.

그 때문에 오늘날 나병 환자는 일정 지역에 격리되어 공동
생활을 하며 치료를 받도록 국가적인 차원에서 다뤄지고 있습
니다.

그러나 이처럼 무서운 병이라 할지라도 생명의 법도에 따라
음양감식 조절법을 엄격히 수행하여 음식만 잘 조절하면 완치
되는 과정을 우리는 볼 수 있을 것입니다.

즉 식사는 아침과 저녁 하루 두 끼로 고정시키되 밀가루
150~200g을 소금만 약간 넣어 국수 반죽같이 되게 반죽하여

기름 없이 구워서 오전 7시에 아침밥 대신 먹습니다.

이때 국이나 물을 절대 먹어서는 안 되고 또한 칼슘이니, 엽록소니, 지방이니, 단백질이니 하는 영양가를 찾아서도 절대 안 됩니다. 영양학설은 완전히 무시하고 밀가루 부침만으로 종일을 견뎌야 합니다.

저녁 식사 역시 아침과 같은 방법으로 국이나 물은 절대 삼가하고 오후 여섯 시경에 합니다. 그리고 2시간이 지난 8시부터 10시 사이에 뜨겁지도 차갑지도 않은, 즉 미지근한 물 한두 컵(500cc 정도)을 마셔서 갈증을 해소합니다.

물은 매일 일정한 시간에 일정한 양을 마시되 저녁 물 먹는 시간에는 혹시 물 먹을 생각이 없더라도 이때는 의무적으로 마셔야만 합니다.

특히 명심해야 할 사항은 어떠한 치료제라도 사용을 무조건 중단하고 몸 자체 내의 항체(抗體)를 급속도로 육성시키기 위해, 다시 말해 물과 밥, 혹은 영양가 있는 음식, 양 등을 마음대로 먹어서 이완될 대로 이완되어 느슨하게 풀려 있는 세포의 나사를 단단히 죄어 몸의 상태를 병균의 항체를 이겨낼 수 있는 상태로 끌어 올리기 위해 음식 조절로써만 치료하도록 노력을 해야 합니다.

이렇게 평소의 식생활과는 전혀 다르게 밀가루로 반죽한 음식만 먹게 되면 처음 열흘 정도는 약간 심하게 갈증을 느끼면서 몸이 많이 수축하게 됩니다.

그러나 이것은 풀려졌던 나사를 조여 주듯 이완되었던 체질을 원상으로 끌어 올리는 과정이라 생각하면 되겠습니다.

이렇게 감식 조절을 20일쯤 계속하면, 이때엔 저녁 물 먹는 시간에 마시는 약 500cc 정도의 물이 부족하여 더 마시고 싶은 충동이 심하게 일 것입니다. 그러나 조금 더 지나고 나면 이제는 오히려 반대로 두 컵 정도의 양이 많게 느껴져 물을 먹고 싶지 않을 것인데 그렇더라도 두 컵 정도의 일정 분량은 의무적으로 마셔야만 합니다.

한 달이 지난 후부터는 밀가루의 양을 300~350g으로 늘려서 30일 정도를 꾸준히 먹게 되면 이 과정이 60일입니다.

이렇게 60일이 지난 후부터는 원래 먹었던 치료약을 반으로 줄이되 약 먹는 시간은 간암 환자와 같습니다. 이렇게 해서 30일 정도가 더 지나게 되면 감식 조절로 치료를 시작한 지 90일이 경과되는 셈입니다.

이런 방법으로 90일이 지나면 식생활은 처음과 같은 방법으로 하고 반으로 감량해서 먹던 약도 본래의 양(量)대로 늘려서 같은 시간에 먹되 물은 반드시 저녁 식사 후 2시간이 지난 시간부터 10시까지 마시도록 해야 합니다.

음식 조절을 하는 과정에서는 설탕, 꿀 같은 당분 음식을 피해야 합니다.

이렇게 어렵고 힘든 음식 조절을 하다 보면 체중이 크게 줄고 갈증 또한 심하며, 상처 부위에 통증마저 일어나면서 가벼운 현기증이 이는 등 만사에 불편한 증세가 나타나지만, 조금도 걱정하지 않고 꿋꿋하게 버티면서 오직 완쾌하고자 하는 믿음과 신념을 갖고 의지를 다하여 감식 조절을 계속하면 나균(癩菌)은 점점 그 세력이 약화되면서 끝내는 멸균되고 말 것입니다.

❸

불임증

불임은 선천성 불임과 정신성 불임으로 나눌 수 있는데, 어떠한 경우의 불임이든 여성에게는 참으로 고통스러운 일이라 아니할 수 없습니다.

그러나 선천성 불임과 난소(卵巢:나팔관)가 막힌 불임을 제외하고는 불임이든 유산이든 아무런 염려나 고통없이 음양감식 조절법의 신비한 효과로써 임신할 수 있는 체질로 개선할 수가 있습니다.

즉 아래와 같은 증상의 불임은 음양감식 조절법의 하루 두 끼 식사로써 임신할 수 있으며, 그 임신된 아이는 90% 이상이 남아(男兒)이고 두뇌 또한 명석하다는 특징이 있습니다.

① 임신을 하고 2~3개월만 되면 자연 유산이 되는 경우

② 자연 유산의 반복으로 불임이 된 경우

③ 의학적인 진찰에 남녀간 아무런 이상이 없는 경우

④ 생리가 없는 경우

⑤ 생리가 불규칙한 경우

⑥ 냉증이 심하여 불임된 경우

이와 같은 불임 여성은 하루 두 끼의 음식 조절을 보다 엄격하고 꾸준하게 6개월 정도만 하게 되면 용꿈이나 돼지꿈을 반드시 꿀 것입니다. 그리고 여기서 10명 중 9명은 2, 3개월 내에 임신이 됩니다.

임신이 되고 난 후에는 음식 조절을 중단하고 평소와 같은 식생활을 하되 두 시간 후에 물 먹는 것만 철저히 지키면 됩니다. 그러나 할 수만 있다면 해산할 때까지 계속하면 더욱 좋습니다.

단, 자연 유산이 되었던 여성은 임신 후에도 1~2개월 더 음식 조절을 지속하여야 합니다. 할 수만 있다면 계속하십시오.

불임 여성은 이렇게 신비한 음양감식 조절법을 통하여 불임의 한을 시원하게 풀 수 있으며, 아울러 눈에 보이지 않는 많은 건강을 함께 얻는 기쁨도 누릴 수 있는 행운을 가질 것입니다. 실례를 든다면 인공 수정도 안 된다는 불임 여성이 남매를 낳고 잘 사는 경우도 있습니다.

❹

당뇨병

성인에게만 나타나던 당뇨 증세가 근래에는 어린이에게서도 나타나 우리를 더욱 긴장시키고 있습니다.

대부분 일단 당뇨라는 진단이 나면 무조건 영양 섭취를 많이 하려는 커다란 오류를 범하고 있습니다.

현대 의학은 당뇨병이 생기는 원인을 여러 가지로 복잡하게 주장합니다. 그러나 음양 이론은 한 마디로 음양 실조로 인해 발병한다고 정의를 내립니다. 며칠 동안 굶은 사람이 과음과 과식을 하게 되면 탈이 나는 것은 당연한 이치인 것입니다.

고단백 음식은 그걸 제대로 섭취할 수 없는 사람이 과다하게 섭취하면 당뇨병뿐만 아니라 여러 가지 질병을 부르는 원인이 되기도 합니다. 죽 먹던 사람이 밥 먹을 형편이 되니까 병이 온다고 하는 속담이 있습니다. 음양 법칙의 이론으로 볼 때 이 속담만큼 당뇨병의 원인을 잘 표현해 주고 있는 말도 없을 것입니다. 당뇨병으로 고생하는 사람들의 과거를 돌이켜 보면 젊은 시절에는 돈을 벌겠다고 허리띠를 졸라매고 근검 절약했으나 세월이 흘러 경제적인 여유가 생기고 생활도 안정되자 몸 관리를 한답시고 영양학설에 의거해서 무분별하게 고단백 음식만을 찾거나 과음 과식하는 생활을 절제하지 못하다가 병을 초래한 경우가 대부분이기 때문입니다.

좀더 이해를 돕자면, 우리가 먹는 음식의 열량은 제시간에 세포 안으로 들어가야 합니다. 그러나 열량이 들어가는 세포의 문은 좁은데 열량의 덩어리가 크게 되면 제시간에 안으로 들어갈 수가 없게 되고 세포는 문을 닫아 버립니다. 그렇게 되면 먹은 열량을 자연적으로 몸 밖으로 배출해야 하는 결과가 오고, 그것이 곧 당뇨병이라고 하는 것입니다.

보약도 잘못 먹으면 독약이 될 수 있다는 말과 같이 과다한 영양 섭취와 과음 과식은 몸의 기능이 약해져 있는 사람에겐 독약과 같은 것입니다.

당뇨병이 있는 사람의 열 명 중 아홉 명은 경제적 여유가 있는 사람들이라고 볼 수 있습니다. 소아의 당뇨병 역시 경제적 어려움이 없는 가정집 아이들에게서 많이 볼 수 있습니다.

당뇨병은 췌장에만 이상이 있어서 오는 것이 아닙니다. 신장과 심포경 등에 이상이 있을 때에도 생깁니다.

입이 마르고 물이 많이 먹히는 당뇨병은 수분이 부족하기 때문이 아니라 인체 내에 불이 꺼져 가기 때문입니다. 음양 순행의 법칙상 불기운이 10이라면 물기운도 10이 되어야 균형이 맞아서 순행이 순조롭게 될 수 있습니다.

즉 물(음)기운은 10인데 불(양)기운은 5밖에 되지 않으니 자연적으로 5밖에 되지 않는 불(양)기운이 10을 채우기 위해 열을 낼 수밖에 없는 것입니다. 그런데 이러한 원리를 모르고 물이 먹히는 대로 계속 먹다 보니 결국은 음실 양허증, 즉 물이 많아 불이 꺼져 버리는 음양 실조가 되어 여러 가지 합병 증세가 유발하는 것입니다.

그러나 췌장에서든, 신장에서든, 또는 심포경에서든 어떤 원인으로 발병했든지 무시해 버리고 음식을 법에 따라 먹고 마시면 몸안의 자연 치유력이 다 알아서 치료해 줄 것입니다.

어린아이가 당뇨병에 걸렸을 경우에는 하루 세 끼를 먹이며 조절하되 소변 검사를 해서 단백질, 지방 혈액 같은 물질이 나오면 생과일, 생야채와 기름진 것을 금해야 합니다.

성인의 경우에는 합병 증세로 기운이 없는 사람은 2~3개월 동안 하루 세 끼를 먹다가 아침·저녁 2식하는 조절을 하게 되면 틀림없이 회복될 것입니다.

단, 소변 검사에서 단백질, 지방 혈액 같은 물질이 나오면 생과일, 생야채와 기름진 것을 금해야 합니다.

❺

피로를 많이 느낄 때

병원에 가서 종합 진찰을 받아 봐도 아무 이상이 없다고 하는데 왠지 피로를 많이 느끼고 아침에는 전날의 피로가 누적되어 일어나기가 힘든 증상을 느끼는 사람들이 있습니다.

이 사람들은 점심·저녁 두 끼 먹는 요법을 하되 점심 먹고 2시간 후, 저녁 먹기 2시간 전까지는 물이나 커피, 우유, 음료수 등을 마십니다. 저녁 먹는 시간은 구애받지 않아도 좋으나 식후에는 물을 먹지 말아야 합니다.

하루에 물 먹는 시간은 점심 먹은 2시간 후부터 저녁 먹기 2시간 전뿐이란 것을 명심해야 합니다. 과일 종류는 식사할 때 입가심으로 조금씩 먹어도 괜찮습니다. 단, 점심 식사 때 돼지고기는 금해야 합니다.

그리고 5~15일 안에 신기한 효과를 보지 못하고 점심·저녁 두 끼 하기가 힘이 들면 3식을 하되, 아침·점심 식후에는

물을 먹지만 저녁에는 물을 먹지 말아야 합니다. 그래도 효과
가 없을 때는 필자와 상담을 하기 바랍니다.

신경성과 불면증

신경성으로 오는 질병은 한 마디로 고질병입니다. 좋은 약을 써서 효과를 보는 것 같아도 신경을 써서 충격만 받았다 하면 다시 나타나기 때문입니다. 그렇다고 사람이 살아가는데 어찌 좋은 날만 있겠습니까?

신경성이나 불면증으로 고생하는 분들은 아침·저녁 두 끼 먹는 조절을 철저히 하십시오. 그러면서 처음 7~10일 동안은 저녁마다 뜨거운 물에 30분 이상씩 발을 담그는 족탕법을 하고, 후에는 2~3일에 한 번씩 족탕을 하면 좋은 효과를 볼 것입니다.

그러나 아침·저녁만 먹는 것이 힘들 때는 3식으로 하고, 불면증으로 고생이 심할 때는 필자와 상담하기 바랍니다.

❼

피부병

피부병의 원인과 증상은 여러 가지가 있겠지만 증상에 따라 약을 써도 잘 낫지 않을 때에는 일단 간장에 이상이 있지 않나 의심을 해 봐야 할 것입니다.

약을 써도 잘 낫지 않을 때에는 간암편의 음식 조절과 금기 사항을 지키면서 먹는 약을 병행하면 좋은 결과를 볼 수 있을 것입니다.

❽

무좀

약을 써도 잘 낫지 않을 때에는 3~4일마다 한 번씩 발을 씻고 집에 있을 때에는 선풍기 바람을 자주 쐬면 약을 바르지 않아도 빨리 효과를 볼 것입니다.

그리고 동상기가 있다고 생각하는 분은 무좀약을 바르지 말고 동상약을 바르면서 시행하길 바랍니다.

단, 밥 따로 물 따로 먹는 법은 꼭 지켜야 합니다.

❾

탈모증

음양 이론으로 볼 때 탈모증의 원인은 음양 실조로 인한 기혈 순환의 부족이라고 할 수 있습니다.

탈모증은 상실하허(上實下虛) 또는 상열하냉(上熱下冷)에서 오는 음양 실조의 현상입니다.

대체로 신경을 많이 쓰는 사람들에게 탈모 증세가 옵니다. 즉, 신경을 많이 쓰게 되면 열이 위로 오르게 되고, 두뇌와 경항(頸項)의 혈관과 모공은 일정한 양의 열을 처리할 수밖에 없는데 순간적으로 5~6배나 되는 혈액과 열이 몰리게 되니 이를 처리하는 수용 능력이 없기 때문에 자연적으로 두피가 들뜨게 되며, 두피가 들뜨게 되니 모발의 뿌리가 뽑히게 되어 결국 탈모 현상이 일어나게 되는 것입니다.

탈모 증세로 고민하는 분은 다음과 같은 요법을 해 보면 신기한 체험을 볼 것입니다.

일단 밥 따로 물 따로 먹는 법을 지키면서 저녁에 뜨거운 물에 발을 담그는 족탕법을 30분 이상씩 합니다. 그러면서 솔잎을 따다가 볼펜 굵기의 4배 정도로 묶어서 뾰족한 부분으로 머리 전체를 쪼아 줍니다. 본인이 하기에는 불편하니 다른 사람의 도움을 받는 것이 좋을 것입니다.

이렇게 하다보면 3~7일 후부터는 효과를 볼 수 있는데, 특히 원형 탈모증은 신기할 만큼 효과를 볼 수 있습니다.

그러나 5~15일 안에 효과가 없을 때에는 아침·저녁 두 끼 먹는 법을 하되 힘이 들면 점심·저녁 두 끼 먹는 법을 합니다. 단, 점심 먹은 2시간 후에는 물을 먹고 저녁 먹은 후에는 물을 먹지 않습니다. 그렇게 하면서 족탕법과 솔잎 요법을 병행하면 틀림없이 효과를 볼 것입니다.

그러나 족탕법과 솔잎 요법은 10일 정도만 하고 10일 후부터는 신경을 많이 쓰는 날만 하도록 합니다.

단, 저혈압으로 고생하는 사람이 탈모 증상이 있을 때에는 족탕법과 솔잎 요법을 하지 말고 물수건을 뜨겁게 하여 머리 위에 20~30분 정도 온습포를 자주 해 주면 좋습니다.

❿

머리 비듬

머리 비듬이 생기는 원인도 탈모증의 원인과 같습니다.

약을 써도 잘 낫지 않을 때에는 먼저 다음과 같은 자가 진단을 해 보면서 요법을 시행하면 빠른 시일에 효과를 볼 수 있을 것입니다.

첫째, 가슴 위로 열이 많다든가, 또는 얼굴에 열이 많이 올라온다든가 하는 증상을 느낄 때에는 탈모증에서 설명한 족탕법과 솔잎 요법을 시행하십시오.

둘째, 나른하고 머리가 무겁고 얼굴이 창백한 사람은 온습포 요법을 하십시오.

그러나 밥 따로 물 따로 먹는 법을 명심하고 꼭 실천해야 합니다.

⓫

여드름

여드름은 좋은 말로 표현한다면 젊음의 상징이요, 꽃이라고 할 수 있습니다

여드름은 젊음의 달아오르는 열기운이 너무나 왕성하여 얼굴의 땀구멍을 통하여 다 빠져 나오지 못하기 때문에 지방이 쌓여 생기는 것입니다.

그러나 간이 나빠서 생기는 경우도 있습니다. 이럴 때에는 아침·저녁 두 끼 또는 점심·저녁 두 끼 먹는 법을 하되, 기름기가 많은 것은 피하고 저녁에는 뜨거운 물에 30분 이상씩 발을 담그는 족탕법을 병행합니다.

얼굴이 흉할 정도로 심한 사람은 완전 단식, 즉 3일 동안은 음식이나 물 한 모금도 먹지 않다가 다음 하루는 마음대로 먹는 식으로 연속 2~4회 정도만 하면 틀림없이 좋은 효과를 볼 것입니다.

주의할 것은 단식 후 식사를 할 때에는 된밥부터 먹고 물은 2시간 후에 먹어야 아무 탈 없이 좋은 효과를 볼 수 있다는 것입니다.

입이 마르고 갈증이 심하다고 하여 수분이 많은 음식이나 물부터 먼저 먹는다면 효과는커녕 큰 해를 볼 수 있으니, 꼭 된음식부터 먼저 먹고 물은 2시간 후에 먹어야 된다는 것을 명심하기 바랍니다.

단, 간에 이상이 있는 사람은 단식을 하지 말고 간암편의 조절법으로 해야 합니다.

지금까지 여러 번 족탕법과 솔잎 요법이 나왔는데 그것들이 왜 좋은가를 설명하겠습니다.

열이 위로 올라와서 정상적으로 내려가지 못할 때에는 두피가 들뜨는 현상과 이완이 오기 때문에 숨이 막히는 것과 같습니다. 그런데 솔잎으로 쪼아 주면 숨통을 열어 주는 것과 같기 때문에 좋은 것입니다.

반면 뜨거운 물에 발을 담그는 족탕법은 위에서 내려오지 못하는 열을 밑으로 빨리 끌어내리는 작용을 하기 때문에 좋은 것입니다.

동 상

요즘에는 좋은 약이 많이 나오긴 했지만 아무리 약이 좋다 해도 심한 동상에는 속수 무책이요, 결국은 절단을 해야 되는 경우도 있습니다.

그러나 심한 동상으로 고생을 할 때에는 다음과 같은 요법을 해 보면 틀림없이 절단하는 불행은 없을 것입니다.

마늘대와 댑싸리를(댑싸리는 시골에서 마당비로 만들어 쓰는 것이다) 같이 혼합하여 푹 삶은 다음 따뜻할 때 동상 부위를 2~3시간 이상씩 담그면 하루가 다르게 좋아집니다. 7~12일이면 동상기는 완전히 빠지게 됩니다. 댑싸리가 없으면 마늘을 통째로 즉 뿌리, 마늘, 마늘대 전부를 삶아서 사용하면 좋습니다.

동상기가 있는 무좀

동상기가 있는 무좀은 약을 바를 때에는 효과가 있는 것 같지만 바르지 않으면 또 생기며 자꾸만 번져 나가는 특성이 있습니다.

이럴 때에는 마늘을 곱게 찧어서 밀가루를 적당히 넣어 반죽을 한 다음, 무좀 부위에 10~20분 정도 붙였다가 떼는 법을 3일 간 계속하되 꼭 저녁 해가 진 뒤에 해야 합니다.

마늘을 붙일 때는 무좀이 있는 곳에만 붙여야지 생살에 묻게 되면 혹 수포 같은 것이 생겨 고생을 할 수도 있으므로 주의해야 합니다. 또한 마늘을 붙였다 뗀 다음에 바로 물로 씻지 말고 다음 날 아침에 일어나서 씻어 줍니다.

효과는 첫날부터 나타나며 마늘 붙일 때 괴롭더라도 3일 간만 계속하면 7일 후에는 허물을 벗게 되는데 그때 가려운 증세가 있으면 한 번만 더 붙여 주고, 가려운 증세가 없으면 완치된 것이니 그만해도 됩니다.

⓭

위장병

　이 세상에서 제일 미련한 사람이 누구냐고 묻는다면 위장병으로 고생하는 사람들이라고 대답할 것입니다. 음양감식 조절법 측면에서 볼 때 위장병은 한 마디로 병으로 취급할 정도의 것도 아닙니다.

　위장병은 다른 병처럼 병균체에 의한 질병이라기보다는 불규칙한 식사와 과음, 과식 등 절제없는 식생활이 자초한 병입니다.

　따라서 위장병은 음양감식 조절법에 의한 하루 두 끼 식이요법을 엄격하게 3개월 정도 수련하면 어떠한 치료제에 의존하지 않고도 쉽게 치유할 수 있습니다.

　현대 의학계에서나 전문 의료계에서 위장병을 치료하는 일반적인 방법으로 치료약을 지속적으로 복용하도록 하고, 음식은 부드러운 것으로 조금씩 자주 먹도록 권하고 있는데 이렇게 해서 위장병으로 몇 년을 생고생하고 있는 사람들이 부지기수입니다.

그러나 음양감식 조절법에서는 위장병으로 고생하는 환자에게 음식을 조금씩 자주 먹는 방법과는 정반대로 오히려 위(胃)를 오래 비워 두도록 권하고 있습니다.

다시 말해 아침·저녁 하루 두 끼를 먹되, 된밥 된반찬으로 먹고, 저녁 2시간 후에만 물을 먹는 등 음양에 맞춰 식사를 조절함으로써 위장에 괴로움을 주지 않고 나아가 아무런 부담도 느낄 수 없도록 하여 정상적인 상태로 환원시키는 원리인 것입니다.

흔히들 위장에 부담을 주지 않기 위해 일반 음식을 피해 죽을 먹지만 실제 위장은 남몰래 고역을 치르고 있는 셈입니다. 즉, 물 음식과 마찬가지로 침샘의 분비 작용을 감소시켜 오히려 위장에 더 부담을 주며 덩달아 위에서 분비되는 소화액마저 분비되지 않게 되어 기능의 실조(失調)를 가중시킬 뿐입니다.

그러나 음양감식 조절법의 음식 섭생(飮食攝生)으로 된음식을 충분히 씹어 먹으면 입 안에서 분비된 침과 함께 삼키게 되어 위(胃)의 부담은 적어지며, 더구나 된음식을 먹으면서 위의 기능이 더욱 강화되고 증진되는 것입니다.

물론 위장병에도 여러 증세가 있어서 치료약이 꼭 필요한 경우도 있지만 세 끼를 먹더라도 식사 2시간 후인 물 먹는 시간을 이용해 약을 복용하면서 음양감식 조절을 하면 1주 후에는 약 복용이 필요없을 만큼 좋아지고 튼튼해질 것입니다.

재삼 언급하는 바이지만 음양감식 조절법은 위장병을 아예 병으로 취급하지 않을 만큼 특이한 식이법입니다.

돼지고기와 꿀, 설탕 같은 당분 음료는 삼가해야 합니다. 단, 위염 증세는 1개월 정도를 과일이나 야채 반찬은 피하고 소금이나 간장으로만 먹어야 고통없이 완치됩니다.

⑭

십이지장 궤양과 위궤양

십이지장 궤양과 위궤양은 심해지면 잘 낫지를 않습니다. 우선 약을 먹을 때에는 효과가 있고, 낫는 것 같은데 얼마 안 가서 재발이 반복되는 경우가 보통인 것입니다.

증상이 심할 경우에는 아침·저녁 두 끼를 될 수 있는 한 된음식으로 먹되 1개월 정도는 간장이나 소금으로만 먹습니다. 그리고 찹쌀과 유근피(느릅나무 껍질)를 혼합해서 끓인 물을 되게 하여 아침 먹고 1시간 후에 커피잔으로 한 잔 정도 마시고, 저녁에는 묽게 하여 식사 2시간 후에 물 대신 마시면 됩니다.

주의할 점은 며칠 지나 속이 편안하고 좋다고 하여 마구 먹어서는 안 된다는 것입니다. 먹고 싶더라도 1개월 정도는 꼭 그렇게 실천을 한 후에 세 끼를 먹되 물만 조절해도 궤양 증상으로 평생 고생하는 일은 없을 것입니다.

⑮

속이 심하게 쓰린 사람

식사를 하고 1~2시간이 지나 속이 심하게 쓰릴 때에 물이나 우유나 무엇이건 먹기만 하면 속쓰린 증상이 금방 사라지는 경우가 있습니다.

이런 증상은 결코 가볍게 생각해선 안 됩니다. 위암 환자들의 진행 상태를 들어 보면 대다수에게 처음에는 이와 같은 증상들이 있었다는 것을 알 수 있기 때문입니다.

속이 쓰린 증상에는 아침·저녁 두 끼 먹는 조절을 하되, 고춧가루, 파, 마늘 등 될 수 있는 한 자극성 있는 음식과 생야채, 생과일은 피하는 게 좋습니다.

먹는 약이 있을 때에는 아침에는 식사 1시간, 저녁에는 식사 2시간 후에 하루 두 번만 복용합니다.

먹는 약이 없을 때에는 더덕(약명은 사삼. 한약방에서 구입할 수 있음)과 찹쌀을 조금 넣어 끓인 다음 아침에는 커피잔

한 잔 정도를 식사 1시간 후에 먹고, 저녁에는 식사 2시간 후에 물 대신 1~3컵 정도를 먹으면 신기한 효과를 볼 것입니다.

3개월 이상 조절을 하여 완치되었다고 자신이 섰을 때엔 3식으로 먹되 물은 항상 식사 2시간 후에 먹도록 하면 됩니다.

⑯

포만감이 심한 소화 불량

사람들은 소화 불량만 있으면 무조건 위장이 나쁘다고 생각하여 소화제를 자주 먹습니다.

그런데 소화가 잘 안 된다고 하여 무조건 위장이 나쁜 것은 아닙니다. 간장에 이상이 있어도 소화가 잘 안 되는 경우가 있기 때문입니다.

간에 이상이 있어 소화가 잘 안 될 때에는 포만감이 들고 특히 피로가 빨리 오며 잘 풀리지 않고 누적되어 모든 일에 의욕이 떨어집니다.

이런 때에는 병원에 가서 내시경으로 검사해도 별로 이상이 없고 신경성 위장병으로 진단이 나오기 십상입니다. 신경성 위장약은 먹을 때에는 얼마간 효과가 있는 것 같아도 병이 다시 원점으로 돌아오기 일쑤이며 더욱 고통스러워 병원을 찾을 때에는 이미 간에 이상이 생겨 시한부 인생으로 진단 결과가 나오는 경우가 많이 있습니다.

포만감이 심한 소화 불량은 다음 사항을 명심하기 바랍니다.

반듯하게 누워 명치밑을 누르면서 오른쪽 갈비뼈 밑으로 내려오면 압통감을 느끼는 사람은 간암편의 조절법을 엄격하게 3~6개월 이상 실시하기 바랍니다.

명심할 것은 5~15일 정도 지나면 신기한 효과를 볼 수 있는데 효과가 있다고 하여 방심해서는 안 된다는 것입니다.

단, 1~2개월이 지나서 기운이 모자라는 증상을 느낄 때에는 3식으로 하되 금기 사항은 꼭 지키고 물은 식사 2시간 후에 마시면 아주 좋은 효과를 볼 것입니다.

⑰
여자들의 위장병

무조건 위장병이라고만 생각하지 말고 다음과 같은 사항을 참고해 보기 바랍니다.

노처녀, 혼자 사는 이혼녀, 또는 부부간의 성생활이 원만하지 못한 이들은 소화 불량, 피로, 권태, 불면증, 히스테리, 양쪽 어깨가 짓눌리며 마치 갱년기 장애처럼 열이 올랐다 내렸다 하는 증상, 얼굴의 기미 등 체질에 따라 여러 현상이 나타날 수 있습니다.

이러한 증상들로 인한 소화 불량은 아침·저녁 두 끼 먹는 조절을 해도 효과가 늦어질 수 있다는 것을 참고해서 꾸준한 마음으로 조절을 하되 자신의 체질이 음체질인가 양체질인가를 판단하여 조절하시면 효과가 빨리 나타날 수 있습니다.

⑱

위무력증

위무력증은 은근히 사람을 괴롭게 합니다.

위무력증은 주로 위장이 비어 있을 때 차가운 물을 먹는 생활을 지속한 사람들에게서 많이 볼 수 있습니다.

위무력증으로 고생하는 사람들은 세 끼를 먹거나 두 끼를 먹거나 먹는 법에 따라 물 조절을 엄격하게 해야 합니다. 그리고 음식은 따뜻하게 먹고 아침부터 저녁까지 땀을 많이 흘리는 일을 15일 정도만 하면 뚜렷한 효과를 볼 수 있습니다.

그러나 일시적으로 땀을 흘리는 운동은 별 효과를 볼 수 없습니다.

도시인들은 한여름에 시골에 가서 땀을 흘리는 체험을 해보고 그래도 거북할 때에는 식사 도중에 소주나 양주 또는 도수 높은 술 한 잔 정도(소줏잔)를 반주로 하면 됩니다. 물론 차가운 음료수나 음식은 멀리해야 합니다.

⑲

식곤증

식곤증이 심한 사람은 될 수 있는 한 수분기 많은 반찬을 피해야 합니다. 15~30일 정도는 생과일, 생야채까지도 먹지 않으며 멸치졸임, 장졸임, 튀밥, 콩졸임 같은 마른반찬으로만 먹고 물은 2시간 후에 먹게 되면 빠른 시일 안에 신기한 효과를 볼 수 있습니다.

단, 아침 공복에 물을 마셔서는 절대로 안 됩니다.

⓴

위산과다

위산과다로 약을 먹어도 잘 낫지 않는 사람은 감자를 태워 가루로 만들어 식사 2시간 후 물 먹는 시간에 커피 스푼으로 한 스푼씩 복용하면 단시일에 효과를 볼 수 있습니다.

단, 사과는 먹으면 안 됩니다.

㉑

위확장증, 위하수

위확장증이나 위하수 증상은 대체로 다음과 같은 경우로 오게 됩니다.

식사를 제시간에 못하여 공복감을 많이 느끼다가 식사를 하면 유독 갈증이 심할 때가 있습니다. 아무리 물을 먹고 또 먹어도 갈증은 가라앉지 않을 뿐만 아니라 나중에는 더 먹고 싶어도 배가 불러 못 먹는 경험들을 해보았을 것입니다.

이와 같이 음식을 제시간에 못 먹는 사람이나 또는 밥을 국이나 물에 습관적으로 말아먹고, 밥 먹기 전이나 밥 먹을 때 물을 많이 먹는 사람들이 위하수나 위확장증에 걸릴 확률이 높습니다.

위하수나 위확장증에 걸린 사람은 수분기 많은 반찬은 피하고 멸치볶음, 장졸임, 콩졸임, 튀각 같은 마른반찬으로 먹으면서 아침·저녁 두 끼만 먹는 식사 요법을 꾸준히 하면 좋은 효과를 볼 수 있을 것입니다.

그리고 될 수 있는 한 생과일, 생야채는 많이 먹지 않는 것이 좋습니다.

㉒

담석증과 신석증

　담석증이나 신석증이 있을 때에 의학적으로는 물을 많이 먹으라고 권하고 있고, 일반 상식으로도 물을 많이 먹어야 씻겨 내려 가는 줄로 믿고 있습니다.

　그러나 음양의 법칙에서는 물을 많이 먹더라도 물 먹는 법을 알고 먹으라고 말합니다.

　담석증이나 신석증이나 기타 어느 부위에 석증이 있든 덩어리가 커졌을 경우는 수술을 해야 하겠지만 요로로 빠져나올 크기라면 다음과 같은 요법을 해 보면 좋은 효과를 볼 수 있습니다.

　음식은 세 끼를 먹건 두 끼를 먹건 상관없지만 물은 며칠이고 참을 수 있는 데까지 마시지 않고 참습니다. 그러다 정히 견디기 힘들 때 술을 먹을 줄 아는 사람은 말할 것도 없고 술을 먹을 줄 모르는 사람이라도 물 대신 맥주를 실컷 마시고 나면 빠르면 1회에 보통 2~3회 정도면 대다수가 소변으로 나오는 것을 볼 수 있을 것입니다.

디스코장이나 아니면 집에서라도 좋아하는 음악을 틀어놓고 춤을 추면서 즐겁게 맥주를 마시면 더욱 효과를 볼 수 있습니다.

㉓

심장병

심장병은 선천적으로 나쁜 경우와 후천적으로 나빠지는 경우 두 부류로 나눌 수 있습니다.

후천적으로 심장이 약하고 나쁜 경우에는 음양감식 조절법으로 어느 누구든지 아주 좋은 효과를 볼 수 있습니다.

그러나 호흡이 극히 곤란한, 증세가 심각한 상태에서는 함부로 조절을 해서는 안 됩니다.

그러면 심장병 환자가 음양감식 조절법에 따라 어떻게 음식을 조절할 것인가 하는 식이 요법을 열거해 보겠습니다.

① 식사는 아침과 저녁만 먹는 하루 두 끼의 식이법을 한다.

② 음식은 본인이 먹을 만큼의 양을 정하여 계속 똑같은 양을 먹도록 한다.

③ 더 먹고 싶거나 먹기 싫어도 일단 정해진 분량을 반드시 지켜서 먹어야 한다.

④ 음식은 된음식으로 충분히 씹어서 먹되 식사중 물이나 국물은 절대 삼가한다.

⑤ 물은 저녁 식사 2시간 뒤에 마셔야 한다.

⑥ 전문의의 지시에 따라 약을 복용할 때는 아침 식사 1시간 후 저녁 식사 2시간 후에만, 즉 물 먹는 시간을 꼭 지켜서 복용하도록 한다.

⑦ 돼지고기, 육류 및 당분 음식은 삼가하도록 한다.

이상 열거한 준수 사항을 철저히 지키면서 음양감식 조절을 20일 정도 하게 되면 구태여 약을 복용하지 않아도 인체 내의 자연 치유력의 기능 향상으로 스스로 치료가 되어 3개월 후에는 심장이 정상적인 기능을 할 수 있게 됩니다.

이렇게 3개월이 지난 후에 아침·저녁 먹기가 힘이 들 때는 점심과 저녁만 먹는 식이법으로 바꾸어 계속 음식을 조절하면 완전히 건강 상태로 돌아올 수 있습니다. 그러나 점심·저녁 조절을 하다가 밤에 호흡 곤란 증상이 있을 때는 점심 먹고 2시간 후에만 물을 먹고, 저녁 먹은 후에는 물을 먹지 마십시오.

㉔

성인병과 기타

인간은 수많은 질병과 싸우면서 살아간다 해도 과언이 아닐
정도로 각종 질환에서 벗어나지 못하고 있습니다.

따라서 많은 현대 의학자들이 질병으로부터 인류를 구원하
고자 끊임없이 연구하고 노력하며 실험을 거듭하면서 새로운
의약품과 의술을 계속 개발하고 있지만 아직도 불치병이라고
들 하는 암을 퇴치할 의술이나 약은 개발되지 못하고 있는 실
정입니다.

하지만 생명의 법인 음양감식 조절법을 철저히 수행하면 아
무리 막강한 암 세포일지라도 인간의 생명을 파괴할 수 없게
됩니다. 그만큼 음양감식 조절법은 아주 획기적인 식이 요법
인 것입니다.

음양에 맞춘 감식 조절은 매끄럽지 못한, 나사가 확 풀어진
우리 인간의 육체와 그로 인해 얻어진 자질구레한 모든 질병

을 원상으로 회복하여 완치시키는 신기한 힘을 갖고 있습니다.

즉 암을 포함한 성인병과 그 외 일반적인 병이라 할 수 있는 고혈압, 저혈압, 당뇨병, 간경화, 간염, 폐결핵, 신부전증, 심장병, 중풍, 각종 위장병과 만성 피로, 그리고 그 외 어떤 병이라도 음양감식 조절법의 1일 2식 식이 요법을 필자의 이론대로 엄격하고 규칙적이며 꾸준히 하면 만병의 퇴치는 물론 건강하고 활기찬 젊음을 그대로 간직한 채 오래오래 행복한 삶을 영위하게 될 것입니다.

㉕

감 기

감기의 발병 원인과 치료법과 예방법을 질문하면 학계에선 바이러스 때문이라고 하며 위생 관리를 깨끗이 해야 된다는 지극히 상식적인 말만 할 뿐입니다. 바이러스만 없애면 감기를 해결할 수 있다는 식의 연구는 아무리해도 헛수고에 지나지 않을 것입니다.

감기는 물을 많이 먹는 데서 기인합니다. 누구든지 감기가 걸렸다 하면 전날 물을 얼마나 먹었는가를 생각해 보십시오. 전날이 아니라도 며칠 전에 유독 물을 많이 먹었음이 분명할 것입니다.

사람이 물을 너무 많이 마시게 되면 체내에는 음양 실조가 옵니다. 불기운이 10이라고 하면 물기운도 10이 되어야 하는데 물을 많이 먹게 되면 물기운은 15가 되고 반대로 불기운은 6~7밖에 되지 않기 때문에 음양의 리듬이 깨지는 것입니다.

그래서 밖에서 들어오는 찬기운을 안에서 발산하는 열기운이 부족하여 담낭, 대장, 방광, 위장, 소장, 삼초 등에 냉기가 엄습하면서 바이러스가 발생하는 것입니다. 즉, 밥을 먹고 체하는 것과 같이 기가 체한다는 뜻입니다.

다시 말하자면 밖에서 들어오는 찬공기와 안에서 발산하는 더운공기가 대류 현상을 일으키면서 서로 융화적으로 교체되어야 하는데, 밖에서 들어오는 찬공기는 많고 안에서 나가야 할 더운공기는 적으니 많은 찬공기에 길이 막혀 밖으로 나가야 할 열기운이 나가지 못하기 때문이라고 생각하면 될 것입니다.

그래서 몸살감기가 걸렸다 하면 먼저 몸을 덥게 하여 땀을 내야 하는 것입니다. 학계에선 보이지 않는 음양의 법칙은 아예 무시해 버리고 지식의 눈과 과학의 눈으로만 볼 수 있는 바이러스 균만 없애 버리면 감기가 해결될 줄 알지만 이는 천만의 말씀입니다.

간혹 유행성 독감 바이러스가 전염되어 감기가 올 수 있지만 이것 역시 물을 많이 먹어 몸 안에서 발산하는 열기운이 부족하기 때문이라고 볼 수 있습니다. 따라서 물만 알맞게 마시면 절대로 감기에 걸리지 않게 돼 있습니다.

이제는 바이러스 균을 무시해 버리고, 감기에 걸렸다 하면 다음 사항을 체크하여 실천해 보면 신기한 체험들을 할 것입니다.

(1) 목감기

기침이 나며 가래가 나온다든가 목이 붓고 열이 날 때에는 생밤 속껍질과 식초를 적당히 넣어 끓인 물을 마시고 땀을 내면 신기한 효과를 볼 수 있습니다. 아무리 심한 목감기라도 1~3회만 마시면 회복됩니다.

생밤 속껍질이 없을 때에는 시중에서 파는 요구르트 5~7병 정도를 뜨겁게 하여 먹고 땀을 내면 신기한 효과를 볼 수 있을 것입니다.

(2) 뼈가 쑤시는 감기

헛땀이 난다든가, 나른하며 뼈가 쑤신다든가, 한기가 느껴진다든가, 특히 여자들은 방광 부위가 뻐근하며 소변이 찔끔찔끔 나오거나 시원하게 잘 나오지 않는다든가 할 때는 고삼 6g을 끓인 물에 소금을 짭짤하게 타서 뜨겁게 하여 먹고 땀을 내면 1~3회 정도에 신기한 효과를 볼 수 있습니다.

만약 고삼이 없을 때에는 커피 3티스푼에 소금 1티스푼을 뜨겁게 하여 먹고 땀을 내면 금방 좋은 효과를 볼 수 있을 것입니다.

(3) 콧물감기와 으슬으슬 추운 감기

콧물이 나온다든가, 재채기가 나온다든가, 으슬으슬 추우면서 살갗이 아프다든가, 속이 메스껍고 구토 증세가 있다든가 할 때에는 뜨거운 물에 고춧가루를 큰 숟가락으로 1숟가락(고

춧가루를 못 먹는 사람은 생강차를 진하게 다릴 것)과 흑설탕
이나 꿀을 3숟가락을 타서 먹고 땀을 내는데 주로 등허리, 어
깻죽지 가운데를 뜨겁도록 하여 땀을 내면 1~3회 정도면 신
기한 효과를 볼 것입니다.

앞에서 밝힌 바대로 잘 낫지 않을 때에는 음식은 먹되 물은
2~3일, 또는 감기가 나갈 때까지 먹지 말아야 합니다. 또 완
전 단식을 2~3일만 하면 깨끗이 낫습니다.

그러나 감기가 걸렸다 하면 오랫동안 잘 나가지 않는 사람
은 일단 병원에 가서 간검사를 해볼 필요가 있습니다.

직장암과 치질

직장과 간장과는 인체 구조상 멀리 떨어져 있는데도 직장에 이상이 생기면 간장이 치명타를 받게 됩니다. 만약 직장암이나 치질이 심할 때에는 한약이나 자극이 강한 민간약 등을 함부로 먹으면 안 됩니다.

직장암이나 치질이 심한 사람은 간암편의 음식 먹는 법을 엄격하게 조절해 보십시오. 그리고 한약방에 가서 유근피 2~3근 정도를 구입해다 놓고 조금씩 달인 다음 그 물에 아홉 번 구워 만든 죽염을 짭짤하게 타서 주사기로 아침·저녁 깊숙히 관장을 하게 되면 좋은 효과를 볼 수 있을 것입니다.

관장은 병원에서 완치되었다고 할 때까지 불편하더라도 계속해야 합니다. 패드는 관장 후에 차도록 합니다.

㉗

황 달

여러 가지 이유가 있지만 어쨌든 황달은 간장과 쓸개에서 오는 질환입니다.

조절법은 간암편을 참고하고 세 끼를 먹더라도 금기 사항만은 꼭 지켜 주며 다음과 같은 처방을 해 보기 바랍니다.

인진 40g, 구기지 20g, 감초 15g을 달여서(1일 분량) 아침 저녁 물 먹는 시간에 복용합니다. 단, 아침·저녁 2식할 때에는 아침에는 식사 1시간 후에 복용하고, 세 끼 먹을 때에는 식사 2시간 후에 먹되 꾸준히 복용해야 합니다.

그러나 간암 말기에 오는 황달에는 별 효과를 볼 수 없습니다.

㉘

에이즈

세계는 지금 에이즈 공포에 떨고 있다고 해도 지나친 말이
아닐 것입니다. 그러나 음양 이론의 법칙으로 볼 때 에이즈는
암보다 치료하기가 더 쉬운 병이라고 할 수 있습니다.

감기는 바이러스 균에 의해 발병하는 것이 아니라 체외의
기온과 체내의 기온이(감기편을 참조) 맞지 않을 때 기체(氣
滯)로 인하여 생기기 때문에, 바이러스 균을 죽이는 약물 요
법으로는 감기를 근본적으로 치료할 수 없습니다. 이와 같이
에이즈 균도 인체의 음양 순행이 상실되어 있을 때 발생하기
때문에 균을 죽이는 약으로만 치료를 할려고 한다면 감기에서
와 같은 오류를 범하는 것에 지나지 않습니다.

인체의 음양 순행의 균형만 바로 잡아주면 하루가 다르게
회복될 수 있기 때문에 에이즈는 암보다 더 치료하기 쉬운 병
이라고 할 수 있는 것입니다.

그러면 음양 법칙의 관점에서 에이즈의 발병 원인과 전염되는 과정을 다음과 같이 밝혀 보기로 하겠습니다.

우주의 삼라만상은 음양 순행의 법칙에 따라 운행되고 있습니다. 다시 말하면 양은 음을 만났을 때 합일되어 동적인 생이 동하고, 음은 양을 만났을 때 정적인 생이 동하게 되어 있습니다. 그러므로 양이 양을 만나거나 음이 음을 만나면 서로 깨질 수밖에 없습니다.

예를들면 마이너스와 플러스가 합쳐지는 가운데 전깃불이 켜지듯이 마이너스끼리 합쳐도 안되고 플러스끼리 합쳐도 안되는 것입니다.

사람도 동성 연애를 하게 되면 일시적인 성적 쾌감은 있을지언정 남자, 즉 양끼리 부딪치고 여자, 즉 음끼리 부딪치는 역행 현상이 되기에 많은 날이 지나게 되면 음양 순행의 균형이 상실되면서 면역 결핍 증세가 유발되며 소위 에이즈 균이 생하게 되는 것입니다.

물론 동성 연애 말고도 면역 결핍 증세가 올 수 있는 원인들이 환경에 따라 많이 있는 것이 사실입니다. 에이즈를 감기와 같은 차원으로 보는 이유는 감기의 바이러스 균은 기체(氣滯)에 의해서 발생하지만 유행성 독감과 같이 전염될 수 있듯이, 후천성 면역 결핍증인 에이즈 균 역시 음양 순행의 상실로 발생하지만 독감과 같이 전염될 수 있기 때문입니다.

어쨌든 에이즈 공포에 동요되지 않고 법대로만 먹고 마시면 에이즈 환자와 성관계를 가진다 해도 절대 전염되지 않을 것입니다.

혹시 에이즈에 감염되어 고민을 한다든가 고생을 하는 분들께서는 아무 걱정하지 말고 인내를 다하여 다음과 같은 조절을 하기 바랍니다.

우선 간암 환자처럼 아침·저녁 2식하는 조절을 하고 기운이 많이 없는 사람은 세 끼를 먹되 물은 점식 먹은 지 2시간 후부터 저녁 먹기 2시간 전까지만 먹고 싶은 대로 먹습니다. 냉장고의 찬물은 먹지 말고 항상 미지근한 물을 먹어야 합니다. 명심할 것은 아무리 물이 먹고 싶어도 점심 먹은 지 2시간 후에만 먹어야 되고 간암편의 금기 사항을 필히 지켜야 합니다.

그러면 5~15일부터는 생기가 나기 시작할 것입니다. 그렇게 해서 1~3개월 안에 하루종일 가도 물 생각이 나지 않을 때, 아침·저녁 2식하는 조절을 시작한 지 3개월이 지났을 때 병원에 가서 검사를 해보십시오. 틀림없이 좋은 결과가 나올 것입니다.

처음부터 아침·저녁 2식할 수 있는 사람은 5~15일이 지나면 생기가 나기 시작하며 7일이 지나면 붉은 반점이 검푸른 색깔로 변하고 다시 12일이 지나면 흑색으로 변하는 것을 확인할 수 있을 뿐만 아니라 컨디션이 날마다 좋아지는 것을 느낄 수 있을 것입니다.

아침·저녁 2식을 하게 되면 처음 1~2개월은 몸도 가볍고 생기도 좋아지지만 다시 기운이 가라앉는 증상을 느끼는데 이

때에 즉시 3식을 하되 물은 점심 먹은 2시간 후부터 저녁 먹기 2시간 전까지만 마셔야 한다는 것을 필히 명심해야 하며 간암 편의 준수 사항대로 엄격하게 조절하기를 바랍니다.

빵을 주식으로 하는 서양 사람들은 빵을 먹기 전에 수프는 먹지 말아야 합니다. 빵만을 주식으로 하면 효과가 더욱 빠릅니다. 그리고 링거 주사를 계속 맞는 환자는 저녁으로만 맞으면서 차차로 양을 줄이다가 끊어야 합니다. 음양 법칙에선 링거 주사를 독약과 같이 생각합니다. 낮에는 인체에 불이 일어나야 하는데 링거 주사를 맞게 되면 일어나는 불기운을 꺼버리는 것과 같은 것이기 때문입니다. 즉 한낮에 화분에 물을 주는 것과 같다고 비유하면 이해가 될 것입니다.

아무튼 1일 2식이나 점심·저녁 2식이나, 3식이나 급하게 마음을 먹지 말고 체질에 맞게끔 적절하게 조절하면 죽음이 일각에 놓여 있는 사람 외에는 모두가 좋은 효과를 볼 수 있을 것입니다.

골수염

골수염(骨髓炎)은 글자 그대로 뼛속에 염증이 생긴 것을 말하는데 오늘날 의학이 발달해도 잘 낫지 않는 암처럼 중한 병입니다. 그러나 음양 조절법에서는 대수롭지 않게 여기는 병이니 다음 준수 사항대로 실천해 보면 신기한 효과를 볼 수있을 것입니다.

음식 먹는 법은 간암 환자의 조절법을 지키되 만약 기운이딸리는 사람은 3식을 하면서 다음과 같은 방법을 병행하면 좋은 결과를 볼 것입니다.

① 밥 먹기 전에 호두를 적당히 먹고 나서 식사를 한다.

② 한약방에 가서 십전대보탕에 금은화 20g, 의이인 20g, 목과 8g, 우슬 8g을 지어다가 물 먹는 시간에 복용한다.

이렇게 하면 대략 15~30일 안에 신기한 효과를 볼 것입니다. 복용량은 1컵 정도면 됩니다. 아침과 저녁 두 끼를 하는 사람은 아침 식사 1시간 후, 저녁 식사한 지 2시간이 지난 후에 1컵씩 복용하면 됩니다.

㉚

버커씨병

하대 동맥에 이상이 생겨 발가락이 통증을 수반하며 썩어 들어가는 병입니다. 현대 의술의 치료 방법으로는 절단하는 수술뿐인데, 1차 2차로 여러 번 절단 수술을 하다 보면 나중에는 다리까지 절단하게 되고 맙니다. 그렇게 해도 버커씨병 특유의 심한 통증은 그대로 남게 마련입니다.

따라서 인내를 가지고 다음과 같은 조절법을 엄격하게 실행하면 좋은 결과를 보게 될 것입니다.

간암 환자와 같이 아침·저녁 2식하는 조절법을 철저히 하면서 한약방에 가서 백작약과 감초(백작약 30g, 감초 10g이 하루 분량)를 사다가 달여서 저녁 물 먹는 시간에 물 대용으로 복용하되 30일 후에는 먹지 말고 물만 먹도록 합니다.

그러면 5~15일 안에 통증이 완화되며 좋은 효과를 볼 수 있을 것입니다. 아침·저녁 두 끼 식사를 6개월 이상 하다가 점심·저녁 두 끼로 돌려도 됩니다. 빵을 주식으로 하는 서양 사람도 같은 처방을 병행하면 동일한 효과를 보게 됩니다.

㉛

관절염

관절염은 전신의 관절 마디에 염증이 생겨 통증이 생기는 것을 말합니다. 그 증상과 형태에 따라 결핵성, 퇴행성, 다발성 등으로 이름이 붙여지는데 첨단 의학으로 치료한다고 하지만 기대만큼 좋은 효과를 보지 못하고 있는 것이 오늘날의 현실입니다.

만약 음양감식 요법과 철저히 병행하면서 치료에 임한다면 몇 배의 효과를 볼 수 있을 것입니다.

그리고 체중이 불어 오는 관절염은 구태여 약을 먹지 않고 아침·저녁 2식하는 조절만 잘 해도 빨리 효과를 볼 수 있습니다.

(1) 결핵성 관절염
결핵성 관절염은 결핵균이 관절마다 침투해 있는 것을 말하는데 통증이 심한 것이 특징입니다.

이것은 아침·저녁 두 끼 먹는 조절을 하되 간암 환자의 금기 사항을 참고하여 절대로 준수해야 합니다. 단 육회나 생선회는 먹어도 되지만 기름 양념이나 식초, 냉장고의 찬음식은 독약이라 생각하고 피하는 것이 좋습니다. 그리고 결핵에 먹는 약과 다음과 같은 한약을 병행하면 좋은 효과를 볼 수 있을 것입니다.

숙지황·백작약·천궁·당귀 각 10g, 향부자 8g, 사인·목과·상백피·황금·택사·오미자·길경·맥문동·육계·건강·연교·목단·진피·산수유·패모·원지·황련 각 6g, 행인·과루인 각 4g(하루 분량)을 하루 세 끼 먹을 때에는 아침과 저녁 식사 2시간 후에 먹고, 아침·저녁 2식을 할 때에는 아침에는 식사 1시간 후에 복용하며, 저녁에는 2시간 후에 복용하고, 완치될 때까지 복용하기 바랍니다.

(2)다발성 관절염

다발성 관절염이란 팔다리, 손가락, 발가락 등 몸 전체의 관절이란 관절은 다 아픈 증상을 말합니다. 이런 경우는 간암 환자들의 금기 사항을 참고하여 준수하고 3식이나 아침·저녁 2식이나 자신이 할 수 있는 대로 조절을 합니다.

꿀밤이나 도토리를 구하여 짓이겨 물에 담가 놓으면 진한 물이 우러 나옵니다. 그 물을 물 먹는 시간에 소줏잔 한 잔 정도를 장기 복용하면 틀림없이 좋은 효과를 볼 수 있을 것입니다.

대략 6개월~1년 정도 기한을 잡고 꾸준히 노력하길 바랍니다.

(3) 발목 관절

발목이 아프거나, 시리거나, 부었거나, 여러 모로 고통이 있을 때에는 나물이나 콩나물 또는 미역국을 조금 짜게 끓여 세 끼를 먹을 때에는 점심 식사 2시간 후에 물 먹는 시간에 한 대접씩 건더기째로 먹고, 아침·저녁 2식을 할 때는 저녁 물 먹는 시간에 먹도록 합니다.

명심할 것은 국을 3일 동안 계속 먹었을 경우는 다음 2일은 먹지 않는 식으로 완치될 때까지 먹습니다.

(4) 무릎 관절

무릎에 통증이 있거나, 부종이나, 물이 괴거나, 시리거나 할 때에는 반찬에 흑설탕을 쳐서 조금 달게 먹도록 합니다. 그러나 완치가 되면 달게 먹지 말아야 합니다.

단, 퇴행성으로 인하여 연골이 없는 사람은 별 효과를 보지 못할 것입니다.

(5) 손목 관절

손목 관절에 이상이 생겨 시리거나 통증이 있거나, 여러 모로 괴로움이 있을 때에는 반찬을 맵게, 즉 매운 고춧가루를 쳐서 먹고 생강을 달여 물 먹는 시간에 한 잔씩 먹도록 합니다.

매운 것을 많이 먹게 되면 눈의 시력이 약해질 수 있으나 매운 것을 먹지 않으면 빨리 회복될 수 있기 때문에 완치되었다고 생각되면 매운 것을 줄여서 먹도록 합니다.

(6) 어깨(견관절) 관절과 손가락 마디 관절

어깨와 손가락 마디에 여러 모로 괴로운 증상이 있을 때에는 꿀밤이나 도토리를 짓이겨 물에 담갔다가 우러난 물을 소줏잔 한 잔 정도를 물 먹는 시간에 장기 복용합니다.

(7) 팔꿈치 관절

팔꿈치에 통증이 있는 관절통에는 씀바귀 반찬이 좋고, 한약방에서 고삼 한 근을 구입하여 조금씩 달인 물을 소줏잔 한 잔 정도씩 물 먹는 시간에 마시면 좋은 효과를 볼 수 있을 것입니다.

(8) 고관절과 발가락 관절

고관절(환도 관절)이나 발가락 마디마디의 통증, 그리고 여러 가지 괴로운 증상이 있을 때에는 자연산 식초를 매 식사 때마다 중간에 한 숟가락씩 먹고, 매실차를 물 마시는 시간에 하루 한 잔씩 마시면 아주 좋은 효과를 볼 수 있게 될 것입니다.

위와 같은 민간 요법은 필자가 많이 응용한 요법이니 즐거운 마음으로 응용해 보길 바랍니다.

㉜

골다공증

　요즘 40대 이후의 여성들은 특히 골다공증에 대해 염려를 많이 하는 것 같습니다. 골다공증을 의학적으로 사진 촬영한 것을 보면 마치 소다를 넣고 찐 빵과 같은 광경을 볼 수 있습니다. 이것은 일반적으로 먹고 마시는 음식이 바로 소다를 넣어 만든 음식이나 다를 바가 없기 때문입니다.

　오늘날 밥 따로 물 따로 먹는 법, 즉 음양의 법칙을 모르고 무분별하게 먹고 마시는 음식 자체가 소다를 넣은 음식이라 할 수 있습니다. 이제는 소다를 넣지 않은 음식을 먹을 방법을 찾아야 합니다. 그것은 곧 식사 후 1~2시간 뒤에 물 먹는 방법입니다.

　하루 세 끼를 먹더라도 약을 복용할 때는 물 먹는 시간에 먹도록 하고, 아침·저녁 2식 조절을 할 때는 구태여 약을 먹지 않아도 6개월~1년 후에 검사를 해 보면 좋은 효과를 볼 수 있을 것입니다.

　그리고 아침·저녁 두 끼 먹는 조절을 할 때에는 돼지고기, 꿀, 설탕, 팥은 절대로 먹어서는 안 된다는 것을 명심해야 합니다. 다만 반찬에 양념으로 조금 치는 꿀, 설탕은 무방합니다

㉝

빈 혈

무슨 영양분이 부족하여 빈혈 증상이 오는 것이니 한 마디로 잘 먹어야 한다는 것이 빈혈에 대한 일반 상식입니다. 실제로 음식 먹을 시간이 조금만 지나면 빈혈 증상이 더욱 심해지는 경우도 있습니다.

그러나 음양 이론으로는 빈혈 역시 소다를 넣은 음식을 먹었기 때문에 모든 세포가 들떠서 일어나는 증상이라고 하겠습니다.

봄에 들떠 있는 보리밭을 밟아 주면 괜찮은 것같이 들떠 있는 세포를 안정만 시켜 주면 빈혈 증상은 없어지는 것입니다.

그래서 빈혈 증세로 고생을 할 때에는 아침·저녁 두 끼 먹는 조절이나 세 끼 먹는 조절을 골다공증과 같이하면 좋은 효과를 볼 수 있습니다.

단, 백혈병 때문에 생긴 빈혈은 다릅니다.

두 통

두통이라고 무조건 머리에 이상이 생겨서 오는 것은 아닙니다. 오장 육부의 음양 실조로 인한 결과가 두통으로 나타나는 것뿐입니다. 여러 가지 설명은 다 할 수 없고 몇 가지 증상만 서술하겠습니다.

(1) 이마가 아픈 두통

얼굴에 열이 오르며 이마에 두통이 있는 사람은 반드시 소식해야 하며 반찬은 흑설탕을 가미해 조금 달게 하여 먹도록 합니다. 그러면 빠른 시일에 효과를 볼 수 있을 것입니다.

(2) 편두통

편두통은 음식을 먹을 때마다 중간에 자연산 식초를 한 숟가락씩 먹고 기름진 음식은 절제하며 소식 위주로 생활하면 빠른 시일에 효과를 볼 수 있습니다.

(3) 관자놀이 두통(사죽공혈)

관자놀이에 통증이 심하면 미릉골까지 아파 오는데 이 때는 약을 써도 잘 낫지 않습니다.

이런 증상에는 소식을 하며 꿀밤이나 도토리를 짓이겨 물에 담가 두었다가 우러나면 소줏잔으로 한 잔 정도를 물 먹는 시간에 먹게 되면 단시일에 효과를 볼 수 있습니다.

(4) 후두통과 정두통

후두통은 뒷목이 위로 치미는 듯한 통증을 말하고, 정두통은 머리 중앙, 즉 백회혈 부위가 아픈 것을 말합니다.

이런 증상은 고혈압 증상으로도 올 수 있지만 고혈압 증상이 아닐 경우에는 음식을 짜게 먹기 때문인데, 한약방에서 고삼 300g만 사다가 조금씩 달여 소줏잔으로 한 잔씩 물 먹는 시간에 복용하면 좋습니다.

(5) 머리가 냉한 두통

머리가 냉하고 허하며 시리고 바람이 나오는 듯한 두통이 있을 때에는 찰떡을 뜨겁게 하여 가제 수건에 싸서 하루 한 번 40~60분씩 완치될 때까지 머리에 얹어 줍니다. 그리고 찬 음식은 절대로 먹지 말고 언제나 따뜻한 음식을 먹으면 단시일에 효과를 볼 수 있습니다.

명심할 것은 아이스크림이나 냉장고의 찬물 등 냉한 것은 절대로 먹어서는 안 된다는 것입니다. 냉두통이 오래 지속되면 뇌종양이 올 수 있다는 것도 염두에 두어야 합니다.

(6) 저혈압 두통

저혈압으로 뒷목이 뻣뻣하며 두통이 온다거나 또는 인사 불성으로 쓰러진다거나 할 때에는 뜨거운 물수건으로 머리에 습포를 해 주면 꾀병 부린 것 같은 효과를 볼 수 있습니다.

그리고 아침·저녁 두 끼 먹는 조절을 하면서 3~4일에 한 번씩 나물이나 콩나물 또는 미역국 등을 끓여 저녁 물 먹는 시간에 건더기째로 한 대접씩 먹게 되면 근본적으로 치료가 됩니다.

(7) 고혈압 두통

고혈압으로 오는 두통은 저녁으로 뜨거운 물에 발을 담그는 족탕법을 30분 이상씩 한 다음 은백혈에 사혈을 시켜 주면 좋은 효과를 볼 수 있습니다. 기름진 음식은 피하며 아침·저녁 두 끼 먹는 조절을 해야 근본 치료가 된다는 것을 명심해야 합니다.

만약 아침·저녁 먹는 조절이 힘들 때는 점심·저녁으로 하되 될 수 있는 한 점심 먹고 2시간 후에는 마음껏 물을 먹되 저녁에는 완치될 때까지 물을 먹지 않는 것이 빨리 효과를 볼 수 있는 지름길입니다.

⑻ 본태성 고혈압

본태성 고혈압은 혈압 수치가 200~300이나 되어도 아무 이상이 없으며 오히려 술, 육류 등 아무런 음식이나 먹어도 별로 증상을 느끼지 못하고 건강하게 살 수 있는 것이 특징입니다. 그런데 의사들은 혈압계의 수치를 보고 놀라며 당장에 무슨 일이 생길 것처럼 걱정을 하는 경우가 대부분입니다.

그러나 만약 본태성 고혈압을 고치려고 혈압약을 먹는다면 생리 기능을 마비시켜 반신 불수가 될 수도 있습니다.

아무튼 본태성 고혈압은 하늘이 주는 복이라 생각하시고 어떤 약이라도 먹어서는 안 된다는 것을 참고하기 바랍니다.

정신병

정신병이 오는 원인은 여러 가지로 설명할 수 있겠지만 아래와 같이 실천을 해 보면 빠른 시일에 안정을 찾을 수 있을 것입니다.

(1)폭력을 휘두르는 정신병(木)

폭력으로 사람을 때린다든가 집기를 부순다든가 소리를 지르며 욕을 하고 침을 마구 뱉고 잠을 자지 않고 음식을 잘 먹지 않는 증상을 나타냅니다.

이런 증상을 보이면 우선 응급 조치로 가둬놓고 음식은 주되 반찬에 자연 식초를 많이 넣어 시고 달게 합니다. 물은 목이 말라 "물, 물" 할 때까지, 즉 최소한 3~7일 후에 주되 물에다가 식초를 진하게 타서 마음대로 마시게 하면 발작 증세가 신기하게도 안정이 될 것입니다.

발작 증세가 안정이 되면 아침·저녁 두 끼 먹는 조절을 6개월~1년 정도 엄격하게 시행하되 반찬에는 자연산 식초를 많이 넣어 먹게 합니다.

그리고 발작 증세가 심할 경우는 의사의 처방약을 병행하면서 증상에 따라 점차로 약을 줄여 나가면 정상으로 회복될 수 있습니다.

(2) 히죽히죽 웃는 정신병(火)

히죽히죽 혼자서 웃는다든가 또는 얼굴에 열이 오르며 옷을 잘 벗는다든가 하는데 이것은 하고 싶은 일을 못해서 한이 맺혔다든가 또는 실연을 당했을 때 주로 발생합니다.

이 증상은 한약방에서 고삼 600g, 감초 300g을 구입하여 1회에 고삼 4g, 감초 2g을 달여 하루 2회씩 물 먹는 시간에 마시게 하면 좋은 효과를 볼 수 있습니다.

하루 세 끼를 먹을 때에는 아침과 저녁으로 식사 2시간 후에 먹게 하고, 아침·저녁을 먹을 때에는 아침에는 식사 1시간, 저녁에는 식사 2시간 후에 먹게 하면 됩니다.

(3) 깊은 생각에 빠지는 정신병(土)

남의 말을 믿지 않고 혼자서 깊은 생각에 빠져 중얼거리며 방문을 잠그고 공상과 망상 속에 빠져 노래를 부르고 주위가 산만한 것을 싫어합니다.

이 증상은 5~7일 동안 매식마다 당분이 많이 들어 있는 빵만 먹게 하고 반찬은 일체 못 먹게 하며, 물 먹는 시간에 나물국이나 콩나물국 같은 것을 얼큰하게 끓여서 물 대신 건더기째로 먹게 하면 빠른 시일에 좋은 효과를 볼 수 있을 것입니다.

일단 증상이 호전되었다 하면 아침·저녁 2식을 먹게 하되, 반찬을 달고 맵고 시고 떫고 하는 식으로 먹게 하면 틀림없이 좋은 결과를 보게 될 것입니다.

⑷ 잘 우는 정신병(金)

자주 울음보를 터뜨리며, 동정심이 발동하면 지나치게 남을 도와줄려고 합니다. 또 금방 마음이 변하여 이랬다저랬다하며 심각하게 자살하고 싶다는 말을 하곤 합니다.

이 증상은 아침·저녁 두 끼 먹는 조절을 하고 반찬은 맵게 하며 한약방에서 건강 1근을 분말하여 아침·저녁으로 1티스푼씩 먹게 하면 좋은 효과를 볼 수 있습니다.

복용 시간은 아침에는 식사 1시간 후에 먹고, 저녁에는 2시간 후에 먹도록 합니다.

⑸ 공포증에 시달리는 정신병(水)

공포에 사로잡혀 귀신이 잡으러 온다며 조그마한 일에도 무서워합니다.

이 증상은 아침·저녁 두 끼 먹는 조절을 하면서 소금을 아홉 번 볶아서 티스푼으로 한 스푼씩 아침에는 식사 1시간 후에, 저녁에는 식사 2시간 후에 먹게 하는데 가슴이 답답한 증세가 올 때에는 저녁에는 소금을 먹이지 말고 아침에만 먹게 합니다.

가슴이 답답한 것은 염분이 심열을 가하기 때문에 오는 증상이라 소금을 줄여 먹으면 이내 안정이 될 것입니다.

(6) 수시로 변하는 정신병(삼초 火)

새벽에는 욕설을 내뱉고 식사를 할 때에는 깔깔거리고 웃으며 한낮에는 심사숙고하고, 오후에는 슬피 울며 밤에는 무서움을 타는 등의 여러 증상을 보입니다.

이 증상은 아침·저녁 두 끼 먹는 조절을 시키면서 3~7일 정도는 물을 주지 말고 꿀밤이나 도토리를 짓이겨 물을 부어 놓았다가 우러난 물을 갈증이 심할 때 실컷 먹게 하면 진통제처럼 효과를 볼 수 있습니다.

일차로 안정이 되면 아침·저녁으로 식후 물 먹는 시간에 소줏잔으로 한 잔씩 완치될 때까지 복용하게 하면 됩니다.

36

간 질

간질병은 유아 시절에 놀란 것이 원인이 되어, 성장하면서 오장 육부의 음양이 실조됨으로써 나타나는 증상인데, 각 장기의 허실에 따라 양상이 조금씩 다르게 나타납니다.

(1) 쥐가 나며 졸도하는 간질(木, 火)

근육에 경련과 쥐가 난다든가 또는 졸도하는 증상을 보이는 것을 말합니다.

이런 증상은 하루 3식을 하되, 한약방에서 고삼 1근을 구입하여 조금씩 달인 물에 자연산 식초를 같은 분량으로 혼합하여 물 마시는 시간에 마시게 하면 좋은 효과를 볼 수 있습니다.

(2) 토할 것 같은 간질(土)

발작하기 전에는 속이 울렁울렁하며 토할 것 같다가 발작이 되면 거품을 내뿜는 간질에는 다음과 같은 처방이 좋습니다.

아침·저녁 두 끼 먹는 조절을 하고 반찬은 흑설탕을 쳐서 감미롭게 만들어 먹습니다. 그리고 한약방에서 구입한 감초 1근, 산사 1근을 같은 분량으로 조금씩 차를 만들어 아홉 번 볶은 소금을 미미하게 타서 아침에는 식사하고 1시간, 저녁에는 식사하고 2시간 후에 커피잔으로 한 잔씩 먹게 하면 빠른 시일에 효과를 볼 수 있습니다. 뿐만 아니라 꾸준히 6개월~1년 정도만 조절하면 좋은 효과를 볼 수 있습니다.

명심할 것은, 냉장고의 찬물이나 아이스크림 같은 냉한 음식은 절대로 금하고 항상 따뜻한 음식을 먹어야 한다는 것입니다. 또한 될 수 있는 한 생과일, 생야채도 먹지 않는 것이 좋습니다.

(3) 여러 증세로 오는 간질(金, 水, 三焦)

앞에 설명한 증세 외의 모든 간질 증세는 아침·저녁 먹는 조절법에 기준을 두고 도토리와 생강을 혼합하여 차를 만들어 아홉 번 볶은 소금을 한 티스푼씩 타서 아침에는 식사하고 1시간, 저녁에는 식사하고 2시간 후에 복용하면 아주 좋은 효과를 볼 수 있습니다.

냉한 음식은 절대로 금해야 합니다.

요통

요통의 원인은 여러 가지가 있겠으나 음양 이론으로 한 마디로 요약하면 오장 육부의 음양 실조로 오는 증상이라고 말할 수 있습니다. 다만 부주의한 활동으로 척추가 비뚤어져 오는 통증은 예외로 합니다.

(1)아침에 일어날 때에 오는 요통

아침에 일어날 때 거북함을 느끼는 요통은 두들겨 주거나 가벼운 운동을 하면 서서히 풀립니다.

이런 증상은 밥 따로 물 따로 먹는 조절을 철저히 하면서 밥 먹는 중간에 자연산 식초를 한 숟가락씩 복용하면 빨리 효과를 볼 수 있습니다.

(2)좌골 신경통의 요통

엉덩이가 시리거나 멍멍하며 통증이 오거나 또는 다리 아래쪽으로 내려가면서 통증이 오는 것을 말합니다.

이런 증상은 씀바귀 반찬을 먹으면서 한약방에서 고삼 1근을 구입하여 조금씩 달여 소줏잔으로 한 잔씩을 물 먹는 시간에 하루 두 번씩만 복용하면 좋은 효과를 볼 수 있습니다.

만약 15일 안에 효과가 없으면 척추 교정하는 데를 찾아가서 상담하기 바랍니다.

(3) 허리 하단에 오는 요통

허리 아랫부분이 아플 때에는 뒷머리가 짓눌리는 듯한 통증과 함께 목덜미의 양 어깨가 짓눌리는 듯한 통증이 옵니다.

이런 증상에는 꿀밤이나 도토리를 요구르트에 조금 넣어 끓인 다음 물 먹는 시간에 커피잔으로 한 잔씩 먹게 되면 좋은 효과를 볼 수 있을 것입니다.

(4) 허리가 움푹 패인 곳의 요통

허리 양쪽의 움푹 패인 곳이 아플 때에는 음식을 맵게 먹고 생강차를 진하게 달여서 물 먹는 시간에 하루 한 잔씩 먹게 되면 단시일에 효과를 볼 수 있습니다.

(5) 허리 중앙의 요통

허리 중앙에 오는 요통에는 소금을 아홉 번 볶아서 한 티스푼을 물 먹는 시간에 1일 2회씩 복용하면 좋은 효과를 볼 수 있습니다.

단, 소금을 먹는 중에 가슴이 답답하다고 느껴지면 2~3일 건너 뛰어 먹도록 합니다.

⑹ 배꼽을 중심으로 한 바퀴 도는 요통

요통의 원인은 참으로 많이 있지만, 특히 배꼽을 중심으로 하여 허리 둘레 전체가 아픈 요통이 있습니다.

이런 요통에는 자연산 식초를 소줏잔으로 7홉 정도를 물 먹는 시간에 복용하고 반찬에도 식초를 사용하며, 감자를 많이 먹으면 좋습니다.

제3절 · 질환별 음식 조절 방법

❶

순환기 질환

① 단순한 심내막염
② 급성 세균성 심내막염
③ 심장 비대증
④ 심장 판막증
⑤ 고혈압, 저혈압
⑥ 심장성 천식
⑦ 협심증

이상의 증세를 보이는 모든 순환기 질환자는 기름진 음식은 일체 피하고 채식 위주로 하면서 아침·저녁 두 끼 먹는 식이 요법으로 한약이나 양약을 병행하면서 엄격하게 조절을 하면 15일 정도 지나면 신기하리만치 효과를 볼 수 있습니다.

저혈압으로 괴로움이 있을 때는 물수건을 뜨겁게 하여 뒤통수(아문혈과 풍지혈)에 대면 좋아집니다.

고혈압일 때는 이틀에 한 번씩 저녁으로 뜨거운 물에 30분 이상씩 족탕을 하십시오.

❷

호흡기 질환

① 기관지염

② 만성 기관지염

③ 기관지 확장증

④ 갑상선

⑤ 폐결핵

⑥ 늑막염

이상의 증세를 보이는 모든 호흡기 질환자는 꿀, 설탕 등 당분이 들어 있는 음료수나 식초(김치 신 것은 무관), 기름진 음식 등은 피해야 합니다. 그래도 고기가 먹고 싶으면 육회나 생선회로만 해서 먹도록 하십시오.

그리고 하루 세 끼 식사 조절로 효과를 시원하게 못 보았을 경우 아침·저녁 두 끼로 줄이고 약은 물 먹는 시간에 병행하여 먹으면 15~20일쯤 되면 놀랄 만한 효과를 체험할 것입니다.

❸
비뇨기 질환

① 신부전증
② 만성 신장염
③ 신허(腎虛)
④ 요혈
⑤ 야뇨증
⑥ 남녀 임질
⑦ 매독

이상의 모든 신장 및 비뇨기 질환자는 기름진 음식을 피해야 합니다. 물은 식사 2시간 후에 먹는 조절을 15~20일 정도 해 보고 효과가 별로 없으면 아침·저녁 두 끼 먹는 조절을 하여 약을 병행하면 좋은 효과를 볼 수 있습니다.

단, 신부전증만은 생과일, 생야채를 절대로 금해야 합니다.

❹

신진대사 질환

① 만성 관절 류머티스
② 편두통
③ 안면 신경마비
④ 신경 쇠약증
⑤ 히스테리
⑥ 간질

이상의 증세를 보이는 모든 신진 대사 질환자는 세 끼를 먹으면서 2시간 후에 물 먹는 조절을 2~3개월 정도 합니다. 그리하여 식후에도 물 생각이 없고 하루 한 번이나 이삼 일에 한 번 정도 물을 먹는 훈련이 쌓이면 아침·저녁 두 끼 먹는 식이 요법으로 좋은 효과를 볼 수 있습니다.

단, 약을 병행할 때는 물 먹는 시간에 복용하십시오.

❺

산부인과 질환

① 월경 곤란증

② 월경 과다증

③ 대하증(자궁 내막염)

④ 난소염

위와 같은 증상이나 모든 부인병들은 식사 2시간 후에 물 먹는 조절을 하면서 한약이나 양약을 병행하면 아주 좋은 효과를 볼 수 있습니다.

그러나 다음과 같은 불임 여성은 엄격한 식사 조절을 해야만 효험을 볼 수 있습니다.

① 2~3개월 되면 습관적으로 자연 유산되는 여성

② 자연 유산이 여러 번 반복된 후에 불임이 된 여성

③ 처녀 시절부터 경도가 없거나 또는 몇 달에 한 번씩 있는 여성

④냉이 심하여 불임되는 여성

⑤의학적으로는 남녀간에 이상이 없는데도 불임되는 여성

이러한 증세를 보이는 여성들은 아침·저녁 두 끼 먹는 조절을 엄격하게 하면서 좋은 약을 병행하면 모두가 소원 성취할 것입니다.

주의할 사항은 돼지고기와 꿀, 설탕은 절대로 먹어서는 안 된다는 것입니다.

그리고 난소가 막혀서 불임이 된 여성은 식사 2시간 후에 물 먹는 조절을 1~2개월 해서 식후에도 물 생각이 별로 없을 때쯤 아침·저녁 두 끼 먹는 식이 요법을 2개월 정도 한 연후에 병원에 가서 통수법과 같은 치료를 병행하면 좋은 결과를 볼 것입니다.

❻

소아과 질환

어린아이는 유아 시절에만 건강을 잘 보살펴 주어도 튼튼하게 잘 자랄 수 있습니다.

유아 시절의 질병은 여러 과정으로 오는데 크게 네 가지로 나눌 수 있습니다.

첫째, 감기로 오는 경우입니다. 이것은 약으로 잘 해결할 수가 있습니다. 다만 목이 붓고 아프고 기침을 유발하며 약을 먹어도 잘 낫지 않는 경우는 요구르트를 뜨겁게 하여 먹이면 좋은 효과를 볼 수 있을 것입니다.

둘째, 체해서 오는 경우입니다. 이것은 몸에 열이 난다거나 또는 토하거나 설사를 하는 등의 증상들이 나타날 수 있습니다. 이런 경우 약을 먹여도 잘 듣지 않으면 다음 그림 부위를 침이나 바늘로 피를 나게 한 후에 따뜻한 물수건으로 습포를 30~40분 정도 해 줍니다. 그런 후에 약을 먹이면 좋은 효과를 볼 수 있습니다.

체했을 때 침이나 바늘로 피가 나게 하는 부위

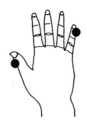

셋째, 놀라서 오는 경우입니다. 이것은 열이 나고, 자다가 깜짝깜짝 놀라며 울거나 또는 푸른 똥을 싸기도 하고 미열을 동반하는 등의 증세를 나타낼 수 있습니다.

이유야 어쨌든 놀랐다고 생각이 들면 다음 그림 부위를 필히 침이나 바늘로 찔러 피를 나게 한 후에 약을 먹입니다.

유아의 경기 증상을 가볍게 생각해서는 안 됩니다. 방심하였다가는 나중에 가서 간질병이 발병할 수도 있기 때문입니다.

간질병은 유아 시절 때 놀람이 원인이 되어 생기는 병입니다. 간질병의 원인이 유아 시절 때의 놀람이라고 하면 혹 의학적으로는 비판을 할지 모릅니다. 그러나 말못하는 유아 시절 때 놀라게 되면 간경이 경직됩니다. 그런데 경직된 간경을 풀어 주지 않고 일시적으로 약만 먹고 괜찮다고 방심하다 보면 나중에 가서 간질병으로 나타날 수 있는 것입니다. 지금 자녀들이 간질병으로 고생하는 부모님들께서는 깊이 한번 생각해 보면 필자가 주장하는 원리를 이해할 수 있을 것입니다.

간질병은 빠르면 6세 이후부터 10, 20, 30, 40, 50세 등으로 발작이 나타나기 시작하는데 동기는 갑작스레 놀란다든가 충격을 받는다든가 또는 하고 싶은 것을 마음대로 하지 못한다든가와 같은 여러 가지 마음의 상처 때문이라고 할 수 있습니다.

간질병 발작 증상들을 몇 가지 살펴보면 불을 보고 발작하는 사람, 물을 보고 발작하는 사람, 잠을 자며 발작하는 사람, 사람이 많이 있는 데서 발작하는 사람 등 여러 가지 유형이 있는데, 물이나 불을 보고 발작하는 것은 어렸을 때 물이나 불을 보고 놀랐기 때문이고, 사람이 많이 있는 곳이나 장소를 가리지 않고 아무데서나 발작하는 것은 한이 많기 때문이며, 밤에 잠잘 때에 발작하는 것은 하고 싶은 것 갖고 싶은 것을 마음대로 못하였던 사람들이라고 생각하면 70~80%는 맞을 것입니다.

아무튼 이 점을 참고하여 어린이가 놀랐다고 생각되면 필히 그림 부위를 침이나 바늘로 피를 나게 한 다음 약을 먹이면 앞에서 언급한 후유증은 절대로 없을 것입니다.

놀란 증상을 3일 안에 알았을 때 피를 나게 하는 부위

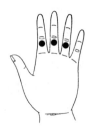

놀란 증상을 3일 후에 알았을 때 피를 나게 하는 부위

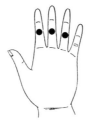

바늘로 찌르면 노란 액체 같은 물이 많이 나올 수 있습니다. 찌른 부위를 꼭꼭 짜서 피나 노란물이 많이 나오게 하십시오.

넷째, 변비와 설사로 오는 경우입니다. 어린아이의 변비와 설사에는 신중을 기해야 합니다. 어린아이는 생후 6세 이전까지는 뇌의 벽이 완전히 굳어지지 않습니다. 그런데 변비가 오래 지속되면 음식의 독소를 다 해독시키지 못하게 되고, 만일 그 독소가 뇌를 공격하기라도 하면 소아마비 증세를 가져올 수 있기 때문입니다. 또한 설사도 오래하게 되면 영양 결핍과 음양 실조 현상으로 소아마비 증세가 올 수 있습니다.

어린아이가 설사나 변비 증세로 인하여 약을 먹어도 잘 낫지 않을 경우에는 다음과 같은 준수 사항을 시행하면 신기한 효과를 볼 수 있을 것입니다.

변비로 고생할 때는 젖을 먹이기 전이나 밥을 먹기 전에 매 식마다 들기름을 한 숟가락씩 먹이고 나서 젖이나 밥을 먹게 합니다.

젖만 먹는 유아는 커피 스푼으로 한 스푼, 밥과 젖을 같이

먹는 어린이는 어른용 숟가락으로 한 숟가락씩 먹이면 되는데 아주 심할 경우에는 3숟가락씩 1~2회만 먹이면 해결됩니다. 들기름은 많이 먹어도 부작용이 없으니 안심하고 먹여도 됩니다.

설사로 고생할 때는 젖만 먹는 유아든, 밥을 먹는 어린아이든 아침부터 오후 4시까지 물 한 모금 먹이지 말고 금식을 시킨 다음 한낮에 따뜻한 물수건으로 3~40분 이상 습포를 해 주면 열 명 중 아홉 명은 신기할 정도로 효과를 볼 수 있습니다. 그래도 효과를 보지 못하는 아이는 밀가루 한 숟가락을 되게도 묽게도 하지 말고 적당하게 물에 타서 먹인 다음에 습포를 해 주면 정상으로 회복됩니다. 그리고 한의원을 찾아가서 어린아이의 나이에 따라 녹용을 먹이면 설사로 인한 허증 증상은 빨리 회복됩니다.

❼

비만

비만은 크게 증식형 비만과 비대증 비만으로 나눌 수 있습니다.

먼저 증식형 비만은 20세 미만의 사람들에게 많이 발생하며 비대증 비만은 30세 이후의 사람들에게 많이 발생한다고 볼 수 있습니다.

20세 미만에게 많이 발생하는 증식형 비만의 원인은 한 마디로 영양 과다 섭취와 운동 부족입니다. 인체의 세포는 연령에 따라 서서히 증식하며 성장해야 하는데 과다한 영양 섭취에 비해 섭취한 만큼 배설을 할 수 있는 운동량이 부족하기 때문에 피하 조직과 내장 조직에 지방이 쌓이면서 세포가 급성장하는 증식형 비만이 되는 것입니다. 즉, 15세 나이에는 그 나이에 꼭 필요한 만큼의 세포가 증식되며 성장되어야 하는데 15세 나이에 20세에 해당되는 세포가 증식되었을 때의 체질을 증식형 비만이라고 하는 것입니다.

둘째로 30세 후에 많이 발생하는 비대증 비만은 남성과 여성의 발생 원인이 조금 다릅니다.

여성의 경우는 임신 중독증이나 복강경과 자궁 수술, 또는 출산 후 몸관리를 잘못하는 등의 이유로 비만이 생기지만 남성들은 많은 경우 과음 과식과 직장 생활 또는 사업과 관계된 스트레스와 운동 부족 때문에 비만이 생기는 것입니다.

어떻든 20세 미만에 오는 증식형 비만은 절대적으로 부모의 책임이라 할 수 있으며, 30세 후에 오는 비대증 비만은 본인이 스스로 몸관리를 하지 못한 데 그 책임이 있다 할 수 있습니다.

잘 빠지지 않는 비만증

비만 중에도 20세 미만의 증식형 비만과 임신 중독증으로 인한 비만, 복강경 수술 후유증으로 인한 비만은 생각했던 것만큼 잘 빠지지 않는다는 사실을 알아야 합니다.

이와 같은 비만 증상은 피하 조직과 내장 조직 모두에 지방이 꽉 차 있기 때문에 피부가 탄력있고 활동하는 데 별로 피로감을 모르는 것이 특징입니다.

이러한 체질은 무조건 살을 빼야 좋은 줄로 알고 타율적으로 또는 물리적으로 급하게 살을 빼면 설혹 당장에는 부작용이 없는 것 같아도 그 후유증이 반드시 다른 증상으로 나타날 수 있습니다.

따라서 이와 같은 비만으로 고민하는 분들은 조급하게 마음 먹지 말고 날짜를 길게 잡아 처음에는 더 이상 비만증이 되지 않도록 조절을 하다가 그 다음에 살을 빼는 조절을 해야만 아무 탈 없이 정상적인 체중을 찾아 평생동안 건강하게 생활할 수 있습니다.

잘 빠지는 비만증

비대증 비만은 음식을 많이 먹는다고 되는 것이 아닙니다. 물만 먹어도 또는 음식을 조금 먹는 것 같은데도 살이 찌기 때문입니다.

이런 체질의 비만은 피부에 탄력이 없고 말랑말랑하며 피로와 호흡 장애를 빨리 느끼는 것이 특징입니다.

이러한 비대증 비만은 땀을 내는 물리 요법을 하면 금방 1~2킬로가 빠지고 또는 음식 조절에 조금만 신경을 써도 체중이 잘 빠지나 반면 다시 물을 마시면 체중이 불어나고 음식 조절도 조금만 방심하면 금방 불어납니다.

어쨌든 자신이 잘 빠지는 체질인가 잘 빠지지 않는 체질인가를 잘 판단하여 무리하지 말고 적절하게 조절하기 바랍니다.

(1) 10세 미만의 비만증

10세 미만에 비만증이 오는 것 같으면 식사 1~2시간 후에만 물을 마시게 하는 습관이 붙도록 지도해 주면 평생토록 건강에는 걱정없을 것입니다.

부모님들께서는 각별히 신경을 써서 우유나 음료수 같은 물 종류는 물 먹는 시간을 이용하여 먹게 하는 것이 좋습니다.

그리고 아이가 음체질인가 양체질인가를 관찰해서 만일 음체질이라고 생각되면 찬음식을 먹었을 경우에는 뒷마무리로 따뜻한 음식을 조금 먹도록 신경을 써 준다면 더욱 건강하게 성장할 것입니다.

(2) 10~20세의 비만증

1일 3식을 하되 물은 식사 2시간 후부터 다음 식사 2시간 전까지는 마음껏 먹어도 좋습니다. 물론 물 먹는 시간에 음료수나 우유 같은 것을 마셔도 됩니다.

다만 체질에 따라 냉한 것은 가능한 절제하고 설탕이 많이 함유된 음료수는 피하는 것이 좋습니다.

식사 2시간 후에 물을 먹어도 혹 변비 증상이 있을 때에는 식사 1시간 후에 물을 먹도록 하면 됩니다.

식사 2시간 후에 물을 먹게 되면 처음 15일 정도는 힘들지만 차차로 안정되면서 물 생각이 별로 나지 않고 나중에는 잊어먹고 물을 먹지 않을 때가 많을 것입니다. 물은 먹기 싫을 때는 안 먹는 게 좋습니다. 통념에 사로잡혀 '하루에 물을 얼마를 마셔야 된다는데' 하고 먹기 싫은 물을 억지로 먹일 필요는 없습니다.

그리고 물조절을 잘 하는데도 불구하고 체중이 감소되지 않으면 점심·저녁으로 조절을 하되 점심 먹고 2시간 후부터 저녁 먹기 2시간 전까지는 얼마든지 물을 먹되 저녁 먹고는 물을 먹지 말아야 합니다. 꼭 알아 두어야 할 것은 점심·저녁 두 끼를 먹을 때에는 저녁 식사를 늦어도 10시 안에는 먹어야 됩니다.

혹, 밤늦도록 공부할 때에는 절대로 야식을 먹게 해서는 안 됩니다. 야식은 세포 활동에 독약과 같은 것이라는 것을 명심해야 합니다.

(3) 20~30세의 비만증

20~30세 사이의 비만은 대부분 20세 이전 증식형 비만에서부터 진행되었다고 볼 수 있지만 음식의 과다 섭취와 운동 부족으로도 비만이 올 수 있습니다.

그러나 20세 이전 증식형 비만으로 지속된 비만은 앞에서 설명한 대로 장기적으로 조절을 하고 20세가 지나서 생긴 비만은 하루 세 끼를 먹되 물을 식사 2시간 후에 먹는 조절만 해도 5~15일이면 체중 감량이 뚜렷히 나타납니다. 더욱 효과를 빨리 볼려면 아침·저녁 두 끼 먹는 조절이나 점심·저녁 두 끼 먹는 조절을 하면 됩니다.

(4) 30~40세의 비만증

30~40세 사이에 발생하는 비만은 여자의 경우 임신 중독증이나 산후에 몸조리를 잘못해 부종이 굳어서 또는 복강경 수

술이나 자궁 수술 후유증으로 그리고 음식을 과다 섭취했거나 밥을 국이나 물에 말아서 먹는 습관 등 여러 가지 이유가 있습니다. 음식을 과다 섭취했거나 국이나 물을 많이 먹는 습관에서 생긴 비만증은 땀을 내는 요법이나 건강 식품 또는 여러 가지 좋은 방법을 쓰면 단시일에 체중 조절에 어느 정도 성공할 수 있습니다.

그러나 임신 중독증이나 복강경 수술, 자궁 수술 후나 산후 몸조리를 잘못하여 부종이 굳어서 생긴 비만증은 잘 빠지지도 않을 뿐만 아니라 만약 이와 같은 비만 증상을 타율적으로 또는 단시일에 빼게 되면 분명히 부작용이 있다는 것을 명심해야 할 것입니다.

남자의 경우는 대부분 과음 과식과 무절제한 식욕, 음식을 먹을 때 국과 물을 많이 먹기 때문이라고 할 수 있습니다. 따라서 세 끼를 먹되 물만 식사 2시간 후에 먹는 조절만 해도 5~15일이면 무릎을 탁 칠 정도로 효과를 볼 것입니다. 그리고 아침 · 저녁이나 점심 · 저녁 두 끼 먹는 식사법을 한다면 더욱 효과를 볼 수 있습니다. 명심해야 할 것은 꿀, 설탕, 돼지고기, 참외, 수박, 복숭아는 절대로 금해야 한다는 것입니다.

⑸ 40~50세의 비만증

40~50세 사이는 남자에게 있어 스트레스를 제일 많이 받는 시기입니다. 거기다 과음 과식과 운동 부족까지 겹쳐 배가 나오면서 비만이 오게 되는 것입니다.

여자의 경우는 40대에 접어들면서 가정에서 해방되고 싶은 마음이 동하게 되고 이에 맞추어 먹는 모임이다, 동창 모임이다, 계 모임이다 하여 과음 과식하는 일이 잦아지는 데다 운동 부족과 음식을 먹을 때 국이나 물을 많이 먹는 데서 비만이 온다고 볼 수 있습니다.

그러나 이유야 어떻든 하루 세 끼를 먹으면서 식사 2시간 후에 물을 먹는 조절을 해서 5~15일이 지나면 신기한 효과를 볼 것입니다.

더욱 효과를 보고 싶으면 아침·저녁 두 끼나 점심·저녁 두 끼 먹는 조절을 하십시오. 꿀, 설탕, 돼지고기, 참외, 수박, 복숭아는 절대로 금해야 합니다.

⑹ 50세 후에 오는 비만증

50세 후에 오는 비만증은 대부분 과음 과식보다 국이나 물을 많이 먹는 식생활과 평상시 운동 부족 때문이라고 볼 수 있습니다.

50세 후에는 특히 물을 먹되 밥 먹을 때와 물 마실 시간을 잘 구분해야 건강하게 살 수 있습니다. 물을 얼마를 마시든지 시간과 때를 따라 먹어야 된다는 것을 명심하고 세 끼를 먹되 식사 2시간 후에 물을 먹게 되면 5~15일이면 효과를 볼 것입니다.

나아가서 아침·저녁 두 끼를 먹는 조절을 하게 되면 다시금 회춘이 되어 건강하게 장수할 것입니다.

이 시기 역시 꿀, 설탕, 돼지고기, 참외, 수박, 복숭아는 절
대로 금해야 합니다.

❽

설사

(1)습관성 설사

오늘날의 서양 의학은 영양학설로 온 인류를 꽁꽁 묶어 놓고 있습니다. 많은 사람들이 영양학설의 암시에 걸려 먹고 마시다 보니 각종 성인병과 불치병이 만연하게 되었습니다.

그래서 필자는 음양의 법칙을 깨달은 후 영양학설을 아예 무시해 버리고 있습니다. 그리고 영양학설을 들이대며 따지는 사람에게는 당신은 박사 학위를 열 개를 받은 사람이라도 젖도 안 떨어진 어린 유아에 불과한 사람이라고 한 마디로 일축할 뿐입니다.

필자는 음양 법칙을 깨달은 후 영양학설보다 음식 먹는 법을 중요하게 생각하게 되었습니다. 음식을 먹었다 하면 화장실을 가는 습관이 몇십 년 간 지속된 사람이라도 하루 세 끼를 먹되 물은 식사 2시간 후에 먹고 생과일, 생야채는 피하며 마른반찬으로 먹게 되면 5~15일이면 신기한 효과를 볼 것입니다.

혹, 5~15일 동안 효과를 보지 못할 때는 점심·저녁 두 끼 먹는 조절을 하게 되면 틀림없이 좋은 효과를 볼 것입니다.

단, 생과일, 생야채, 아이스크림, 냉한 것, 기름 종류는 절대로 금해야 합니다.

(2) 보통 설사

설사가 자주 반복되면 일반적으로 장이 나쁘다고들 합니다.

물론 장이 나빠서 설사가 자주 나오는 경향도 있지만 간기능이 약하거나 속이 냉해도 설사를 자주 할 수 있습니다.

간기능이 약할 때 기름진 음식이나 육류를 많이 먹게 되면 설사를 할 수 있고, 속이 냉한 사람이 찬음식을 많이 먹거나 술을 많이 마시면 설사를 할 수 있으며, 장이 좋지 않을 때에 과일이나 야채를 많이 먹으면 설사를 할 수 있습니다.

이와 같이 설사를 자주하는 사람은 무조건 장이 나쁘다고만 생각하지 말고 어떤 음식을 먹었던가 하고 생각해 보면 분명히 답이 나올 것입니다.

그래서 간기능이 약한 사람은 육류와 기름진 음식을 절제하고 속이 냉한 사람은 찬음식이나 술을 절제하며 장이 나쁘다고 생각되면 생과일과 생야채를 절제하고 밥 따로 물 따로 먹는 법만 잘 지키면 만사 형통으로 건강한 생활을 할 수 있을 것입니다.

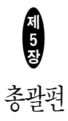

제5장

총괄편

❶

생명의 법에 근본이 되는 음양 이론

지구는 음양 이기(陰陽二氣)의 순행에 따라 돌며 봄, 여름, 가을, 겨울의 4계절이 있습니다. 이러한 계절의 바뀜에 따라 만물이 생(生)하기도 하고 사(死)하기도 하며 인간의 생명 또한 이어져 나가고 있습니다.

이처럼 인간의 생명과 음(陰)과 양(陽)의 기운과는 오묘하고도 밀접한 상관 관계가 있는 것입니다. 따라서 대우주의 음양의 변화를 소우주인 우리의 인체에 어떻게 조화시키느냐에 생명의 법은 커다란 사명을 갖고 있습니다.

이러한 생명의 법은 인간의 생명을 근본적으로 보위하는 실정법으로서 실증적인 감각론, 경험론을 근본으로 하고 있습니다.

다시 말해 예방 의학으로서, 또는 불치의 병을 다스리는 만병 통치의 치유책으로서, 나아가 인간 생명의 경이로움을 만

1년을 1일로 축소한 절기와 시간 대조표

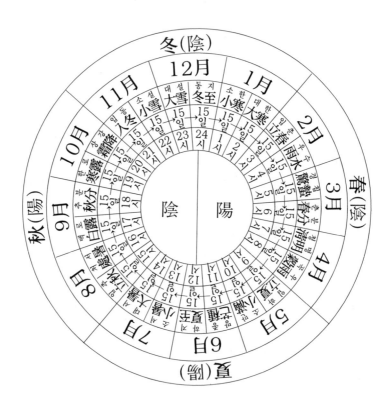

인체 세포의 구성

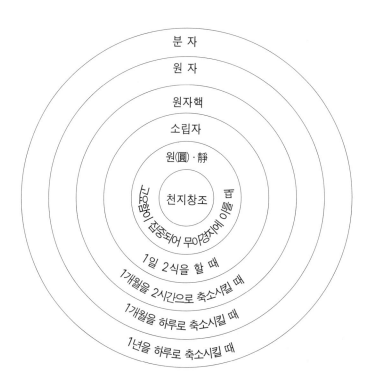

분 자

원 자

원자핵

소립자

원(圓) · 靜

천지창조

고요함이 집중되어 무아경지에 이를 때

1일 2식을 할 때

1개월을 2시간으로 축소시킬 때

1개월을 하루로 축소시킬 때

1년을 하루로 축소시킬 때

끽하게 하는, 불로(不老)의 건강 장수를 약속하는 실증법인
것입니다.

앞에서 언급한 바와 같이 소우주인 우리 인체의 생명은 음
과 양의 이기(二氣)의 순행, 즉 이십 사절기(二十四節氣)의 변
화에 따라 경맥(驚脈)의 흐름이 바뀌어지고, 그에 따른 인체
세포의 끊임없는 생성 과정 속에서 유지되고 있는 것입니다.

음식은 양이고 물은 음이듯 낮은 양이고 밤은 음입니다.

양기운의 불이 일어나는 낮 시간과 물과는 상극(相剋)으로
많은 사람들이 매년 쉽게 경험을 하는 춘곤증의 예를 들어 보
겠습니다.

한창 불이 일어나 양기운이 고조되는 시기인 봄은 강렬한
태양의 기를 끌어들여 만물이 소생하는 기간입니다. 이 시기
에는 대기의 힘을 따라 열기가 올라오는데, 우리의 인체도 대
기의 열기운과 마찬가지로 한창 몸에 열기운이 일어나게 됩니
다. 그런데 여기에 물과 국 등 음양을 무시한 식사를 절제없
이 하기 때문에 음양이 실조하여 춘곤증을 겪게 되는 것입니
다.

때문에 아침에 물을 먹으면 안 되고 된밥과 된반찬으로 식
사를 해야 하며, 아침·저녁 두 끼 먹는 법이 곧 만병통치약
이라 할 수 있습니다.

옛날 진시황(秦始皇)은 만병통치약을 구하려고 애를 썼습니
다. 그러나 만병통치약은 깊은 산속에서도, 의서(醫書)에서도
이 세상 어느 곳에서도 찾을 수 없는 것입니다.

그것은 오직 내 몸 안에 있을 뿐입니다. 그러면 아침·저녁 두 끼 먹는 법이 어째서 만병통치약이 되는지 그 원리를 우리는 알아야 하겠습니다.

우리의 인체는 음양의 순행이 제대로만 되면 영양가 없는 음식을 먹어도 영양 실조에 걸리지 않게 되어 있습니다. 그렇기 때문에 이와 같은 음양 이론을 분명히 알고 식생활 습관을 조금만 바꾸기만 하면 병이 찾아와도 곧 그 병을 물리칠 수 있는 힘을 갖게 되는 것입니다.

지구는 1년 동안 두 번 음양이 변하고, 우리의 인체 또한 지구의 사계절과 24절기의 운행과 한치의 오차도 없이 변화되고 있습니다. 태양계 밖에서의 하루는 지구의 1년이란 세월에 해당되고, 지구의 하루는 인체내의 세포에서 보자면 1년이란 세월에 해당하기 때문입니다.

지구에 음양과 4계절과 절기의 변화가 있으므로 해서 생사의 윤회가 지속되듯이 인체도 똑같은 차원으로 하루의 음양 순행이 한치의 오차도 없이 전개되는 것입니다.

이십사절기(二十四節氣)

봄(春 : 2월, 3월, 4월)

입춘(立春) 2월 4~5일

우수(雨水) 2월 19~20일

경칩(驚蟄) 3월 5~6일

가을(秋 : 8월, 9월, 10월)

입추(立秋) 8월 8~9일

처서(處暑) 8월 23~24일

백로(白露) 9월 8~9일

춘분(春分) 3월 21~22일	추분(秋分) 9월 23~24일
청명(淸明) 4월 5~6일	한로(寒露) 10월 8~9일
곡우(穀雨) 4월 20~21일	상강(霜降) 10월 23~24일

여름(夏 : 5월, 6월, 7월)	겨울(冬 : 11월, 12월, 1월)
입하(立夏) 5월 6~7일	입동(立冬) 11월 7~8일
소만(小滿) 5월 21~22일	소설(小雪) 11월 22~23일
망종(芒種) 6월 6~7일	대설(大雪) 12월 7~8일
하지(夏至) 6월 21~22일	동지(冬至) 12월 22~23일
소서(小暑) 7월 7~8일	소한(小寒) 1월 6~7일
대서(大暑) 7월 23~24일	대한(大寒) 1월 20~21일

그러면 어느 때 지구의 음양이 변하는가 하고 궁금해하실 분이 계실 것입니다. 지구는 12월 22일 동지부터 양(陽)이 동(動)하여 6월 22일 하지부터는 다시 음(陰)이 생(生)한다고 할 수 있습니다.

동지라면 그로부터 소한, 대한의 극한 추위가 있는데 어째서 양이 동한다고 하는지 의아해하시겠지만, 동지가 지나면서부터 낮이 길어지는 쪽으로 기울어 태양의 시간이 많아지므로 양이 동한다고 할 수 있습니다.

또 6월 22일 하지부터는 음이 생한다고 했는데, 이것도 마찬가지로 하지가 지나면서부터 소서, 대서라고 하는 불볕 더위가 있음에도 불구하고 하지부터는 해가 조금씩 짧아져 태양이 적어지는 쪽으로 기울기 때문입니다.

그러나 양 가운데 음이 있고 음 가운데 양이 있는 법입니다. 때문에 12월 22일 동지가 지나면서부터 봄, 여름이 있는데 봄은 음이요, 여름은 양이라 할 수 있습니다. 같은 이유로 6월 22일 하지가 지나면서부터는 가을, 겨울이 있는데 가을은 양이요, 겨울은 음이라 할 수 있습니다.

그런데 한 가지 재미있는 사실은 달과 지구가 균형을 맞춰 돌고 있다는 것입니다. 먼저 지구가 태양을 한 바퀴 도는 데 1년 걸리고 1년 동안 음양이 두 번 바뀐다면 달도 지구를 한 바퀴 도는 데 한 달 걸리고 마찬가지로 매월 1일부터 양이 동하기 시작하여 16일부터는 음이 생하는 식으로 한 달 동안에 음양이 두 번 변한다는 것입니다.

이렇게 태양과 지구와 달이 3박자로 쉴 사이 없이 상대적으로 음양을 변화시키면서 우리 인체의 리듬을 조율하고 있습니다.

달이 지구를 1년에 열두 바퀴를 돌면서 봄, 여름, 가을, 겨울을 형성하고 이 4계절 속에는 지구의 둘레에 태양의 시궤도(視軌道)인 원(圓)을 일컫는 황도상(黃道上)의 원을 24등분하여 각 등분점(等分點)에 태양의 중심이 오는 시기를 음력의 절후로 하여 이를 24절기로 균형을 이루게 하면서 음양이 순행하고 있는 것입니다.

여기서 6개월을 한 주기로 음양이 변하는 지구의 1년을 하루로 축소해서 비유해 보면 동지인 밤 12시 자정을 기해서 양이 동하기 시작하여 하지인 낮 12시 정오를 기해서 음이 생하기 시작하는 것입니다.

우리 인체는 소우주입니다. 낮에는 즉 오전에는 피가 오른쪽에서 왼쪽으로 흐르다가 12시가 지나 오후가 되면 그 반대로 왼쪽에서 오른쪽으로 흐릅니다. 이것은 원래 경맥의 흐름이지만 쉽게 말해 피의 흐름으로 표현을 했습니다.

이와 같이 오전 오후가 다르고 또 배꼽을 중심으로 상체와 하체의 흐름이 다르며 또한 남자와 여자도 그 흐름이 서로 다릅니다.

물론 이러한 원리는 시각적으로 알 수 있는 것도 아니고 고도로 발달한 과학의 힘으로도 판별해 낼 수 없습니다. 사진으로도 나타나는 것이 아니요, 피를 검사해서도 나타나는 것이 아니며 여하한 방법을 동원해도 구명해 낼 수 없는 오묘한 음양의 현상인 것입니다.

오직 침술로써만이 분명하게 그 흐름의 방향을 읽을 수 있으며 필요에 따라서는 필자가 실제로 보여드릴 수 있음을 언급해 두는 바입니다.

이것은 급체나 심한 설사 증세를 보이는 환자에게 똑같은 부분에 침을 꽂아 보면 오전과 오후에 따라서 그 환자를 살릴 수도 사경(死境)을 헤매게 할 수도 있다는 것에서 증명이 됩니다.

밤에 잠을 자고 있어도 시간이 되면 그 흐름은 스스로 바뀌어집니다.

이렇듯 낮과 밤, 오전과 오후가 다르게 변화하는 경맥의 흐름이 그렇게 규칙적이고 정확할 수가 없으며 현대 의학에서, 조금이나마 가까이 접근한 표현으로 '바이오 리듬'을 들 수가 있겠습니다만 성질상 차이는 크다고 보겠습니다.

　우리 인체 내의 음양의 변화는 대우주의 음양의 변화에 대응한 축소판으로서의 인체라고 하는 소우주입니다. 따라서 이 양자간(兩者間)의 음양의 합일된 조화의 묘를 찾는다면 불치의 병이 치유되고 무병 장수의 건강한 육체를 유지, 보존할 수 있습니다. 그러므로 아침 · 저녁 두 끼 먹는 법과 밥과 물을 구분해서 먹는 음양감식 조절법이 만병통치약이 될 수 있고, 나아가 불로 장생의 불로초가 되는 것이므로 우리는 이러한 음양의 이론에 대해 학계에서나 일반인, 환자 모두가 마음을 비우고 겸허히 받아들여야 하겠습니다.

　여기서 이십사절기(二十四節氣) 1년을 하루 24시간으로 축소해서 시간대로 비유해 보면

24시	동지	1시	소한	2시	대한
3시	입춘	4시	우수	5시	경칩
* 6시	춘분	* 7시	청명	* 8시	곡우
9시	입하	10시	소만	11시	망종
12시	하지	13시	소서	14시	대서
15시	입추	16시	처서	☆17시	백로
☆18시	추분	☆19시	한로	20시	상강
21시	입동	22시	소설	23시	대설

위에서 보는 바와 같이 *표에서 아침 식사를 하고 ☆표에서 저녁 식사를 하면서 물을 2시간 후에 먹되 저녁에는 10시까지 마음놓고 물을 먹어도 좋은 시간임을 다시 한번 주지하는 바 입니다.

인체의 음양이 변하는 시간은 열두 시간으로 음 가운데 양이 있고 양 가운데 음이 있듯이 1년 4계절과 같은 균형을 맞춰 여섯 시간마다 음양이 변하게 되고, 15일마다 변하는 절기의 음양 변화를 한 시간으로 축소하면 1년을 24시간으로 하여 한 시간대를 절후(節侯)의 한 절기(節氣)로 24절기는 곧 24시간으로 축소 비유될 수 있는 것입니다.

그러면 밤 12시가 지나면서 양(陽)이 동(動)하기 시작해서 1시는 소한, 2시는 대한, 3시는 입춘, 4시는 우수, 5시는 경칩, 6시는 춘분, 7시는 청명, 8시는 곡우, 9시는 입하, 10시는 소만, 11시는 망종, 12시는 하지로 낮 12시 정오가 지나면서부터 음(陰)이 생(生)하기 시작하는데, 새벽 4시 즉 우수에 접어들면서 농부가 농사일을 서서히 준비하듯이 우리 몸 속에 세포도 서서히 활동을 시작하는 절후(節侯)의 시간대(帶)가 되겠습니다.

쉽게 이해를 돕자면 사람이 아침에 일어나 불을 피우는 것과 같은 것으로 새벽이나 아침 공복에 물을 먹게 되면 바야흐로 서서히 피우고 있는 불을 꺼버리는 형국으로 새벽이나 아침 공복에 물을 먹는 것은 인체에 음양 실조를 가져와 마치 독약과 같다는 것입니다.

또한 아침 식사 때에도 된음식을 먹고 국이나 물을 먹어서는 안 되는 이유는 6시에서 8시 사이를 계절적인 절후로 비유해 보면 춘분, 청명, 곡우의 절기로서 3, 4월의 건조하고 뜨거운 기운이 한창 일어나는 기간의 시간대이므로 아침 식사중이나 식사 후 물을 먹게 되면 한창 일어나는 불기운을 꺼버리는 결과가 되어 물을 먹어서는 절대로 안 되는 것입니다.

그러면 또 왜 낮에는 점심과 물을 먹어서는 안 되는가 하는 이유를 알아야만 하겠습니다.

우리가 음식을 먹고 나면 위(胃)가 소화를 시켜 장(腸)으로 완전히 내보내는 시간이 6시간 걸립니다.

그리고 위장이 비게 되면 모든 세포가 수축이 되면서 열기운이 일어나게 됩니다.

따라서 위장이 완전히 비어 있는 시간은 오후 1시에서 2시가 되는데, 이를 계절에 비유해 보면 소서, 대서의 불볕 더위가 기승을 부리는 절기에 해당합니다.

이와 같이 낮 12시를 기해서 1시, 2시에는 태양의 기운이 최고도로 절정에 이르는 시간이기 때문에 위장이 비어 있음으로 해서 수용 태세가 절정에 이르른 인체 내에 태양의 에너지를 충분히 몸 안으로 끌어들여 모든 기관과 조직 세포에게 강한 힘을 불어넣어 병마에 대한 저항력을 강화하고 회춘(回春)의 기(氣)를 응집(凝集)시키는 힘을 보강케 하는 연단의 과정이므로 한낮에는 점심을 먹어도 안 되고 물을 먹어서는 더더욱 안 된다는 것입니다.

인체는 낮에는 태양의, 즉 양의 에너지를 받아들여야 하고 밤에는 음의 에너지를 받아들이는 식생활을 해야 건강 장수할 수 있는데 무조건 잘 먹어야 건강할 수 있다는 고정 관념 속에서 영양학설에 얽매여 시도 때도 없이 먹고 마시고 하기 때문에 늙고 병들어 죽음을 자초하게 되는 것입니다.

낮에는 점심을 먹어서도 안 되고 물을 먹어서도 안 되는 이유에 대해 자연 섭리의 실상을 상기하면서 이해를 돕고자 합니다.

밭에 자라는 채소나 꽃화분에 햇볕이 쨍쨍 내리쬐는 한낮에 물을 줘 보십시오. 오히려 시들어 가는 것을 볼 수 있을 것입니다.

물은 원래 채소나 화분에는 필수적인 요소지만 이러한 필수적인 요소인 물을 줬는데도 왜 시드는 것일까요?

이것는 낮에는 태양의 에너지를 받아들이는 시간이기 때문에 태양의 에너지를 충분히 받아들여야 밤에 냉한 음의 에너지를 받아들일 수 있기 때문입니다.

그래서 햇볕이 쨍쨍 내리쬐는 한낮에 물을 주게 되면, 음의 에너지인 물이 양의 에너지를 소모해 버리기 때문에 시들게 되는 것입니다.

이와 같이 물을 먹고 사는 자연초도 아침과 저녁의 때를 찾아 줄 것을 줘야 잘 자라는 것과 같이 만물의 영장인 인간 역시 낮에는 점심과 물을 먹어서는 안 되는 것입니다.

인체의 섭리를 자연의 섭리에 비유하는 것은 어디까지나 이해를 돕고자 하는 것이니 참고로 하기 바랍니다.

또 한 가지 예를 들자면 인체의 동맥 경화가 있다고 가상할 때, 즉 혈관 벽에 콜레스테롤이 솥에 누른밥 눌 듯이 잔뜩 붙어 있는데, 의학적 측면에서나 또는 일반 상식으로나 어떻게 혈관 벽에 붙어 있는 이 콜레스테롤을 제거할 수 있겠습니까?

물을 많이 먹어서도, 또는 좋은 약을 먹어서도, 아니면 수술을 한다고 그것이 제거될 수 있을까요?

일단 군더더기같이 붙어 있는 콜레스테롤의 동맥 경화 증세의 근본적인 해결책은 아침·저녁 두 끼 먹는 만병통치약만이 절대적으로 효과적인 방법입니다.

여기에 대해 다음과 같은 실례를 들어 이해를 돕고자 합니다.

솥에 설누른 밥을 긁어내려고 하면 잘 긁어지지 않는 것은 누구나 다 아는 사실일 것입니다. 억지로라도 긁어내려 하면 솥만 상할 뿐 절대로 긁어지질 않습니다.

그러나 다시 솥을 은근한 불 위에 얹어 열을 가해 주면 슬쩍슬쩍 건드려도 잘 떨어지는 것을 볼 수 있을 것입니다.

이와 같이 낮에 점심을 먹지 않고 물을 먹지 않으면 위장이 비면서 열이 동하게 되고, 그 열기운이 태양의 에너지를 받아들이는 힘이 생겨 체내에는 열의 에너지가 정상적으로 순행하기 때문에 솥에 누른 밥을 열을 가해서 떨구어 내듯 혈관 벽에 붙어 있는 콜레스테롤을 열기운에 의해 쉽게 떨어지게 하여 화학 공장과 같은 역할을 담당하고 있는 간장으로 운반하여 다시 정화시켜 몸 밖으로 배출해 내게 되는 것입니다.

그런데 오늘날의 의학계에서나 일반인이나 이 오묘한 음양 원리를 모르거나 무시하기 때문에 아무런 제약없이 암 환자에게 영양제를 주사하고 그러한 약물의 투여로 인해 인체는 음양의 실조를 가져오게 되고 더욱 더 상태를 악화 일로로 몰고 가게 되는 것입니다.

이러한 음양의 원리를 모르고 있기 때문에 암 환자뿐만 아니라 중(重)환자들에게도 몸에 들어가면 오히려 독(毒)이 되는 항생제나 항암제 또는 영양제 주사를 무조건 주사하는 위험을 스스럼없이 행하고 있는 것은 정말 통탄할 일이 아닐 수 없습니다.

의학적인 표현을 빌린다면 낮을 주관하는 교감 신경은 양이요, 밤을 주관하는 부교감 신경은 음으로서 이 양자를 정상으로 순행시키려면 낮에는 주사는 물론 음식과 물을 먹지 않아야 만병을 퇴치할 수 있는 힘을 스스로의 체력이 뒷받침하게 된다는 것을 명심해야 하겠습니다.

그러면 저녁도 된음식으로 먹어야 하고 2시간 후에 먹는 물도 차거나 뜨겁지 않은 미지근한 물을 먹어야 하는 이유는 과연 무엇인지 분명히 알아야 하겠습니다.

점심은 물론 물 한 방울 먹지 않고 공복 상태로 저녁 때까지 있게 되면 느슨하게 풀려졌던 세포가 팽팽하게 수축되면서, 쉽게 표현해서 체내에 마치 용광로와도 같은 뜨거운 양의 기운만이 이글거리고 있는 인체 내에 저녁 식사 때에 목이 마르다고 해서 물이나 국 같은 물 종류의 음식을 먹게 되면 하루종일 피워 놓았던 불기운을 갑작스레 꺼버리는 상극의 현상을 가져와 안 된다는 것입니다.

목이 마르다고 해서 물이나 국을 먼저 먹거나 같이 먹게 되면 기운이 착 가라앉고 식곤증이 심하게 올 뿐만 아니라 그 후유증이 분명히 오게 되는 것입니다.

그래서 입이 좀 마르고 갈증이 심하다 할지라도 무나 야채 종류의 물기가 좀 적은 반찬을 곁들여 된음식을 꼭꼭 씹어서 먹고 두 시간을 참았다가 물을 먹게 되면 하루종일 모아 놓았던 양의 기운인 불기운이 음식뿐만 아니라 어떤 불순 세균이 다소 들어왔다 해도 이를 무난히 소멸시키면서 소화를 잘 시킵니다. 그리고 2시간 후에 물을 먹게 되면 마치 모래 밭에 물을 붓는 것과 같이 충분히 흡수하여 체내에 축적된 노폐물들을 정화시키고 하루종일 달구어 놓았던 불기운을 가라앉히면서 안정 상태로 순행시키게 되는 것입니다.

그런데 여기에 만일 냉수를 먹게 되면 몸 속에 한창 뜨거운 열기운이 동하고 있는데 열(熱)과 냉(冷)의 갑작스런 충돌로 인하여 뚜렷한 질환 증세는 없다 할지라도 좋지 않은 증세가 몸을 무겁게 하기 때문에 찬물은 좋지 않다는 것입니다.

쉽게 이해를 돕자면 밖의 날씨가 추우면 유리창에 성에가 끼듯이 하루종일 물 한 모금 먹지 않아 잘 달구어진 위장에 차가운 물이 들어오면 물론 한두 번은 괜찮겠지만, 여러 번 반복되면 냉적(冷積)이 쌓이게 되고 그로 인한 후유증으로는 위무력증 같은 괴로움이 온다는 것입니다.

뜨거운 물은 또 왜 안 되는가 하면 한 마디로 말해 강하면 부러진다는 말이 있습니다.

하루종일 양의 힘이 강해져 있는데 외부에서 들어오는 뜨거운 물이 몸 안의 순수한 힘을 갑작스레 자극하는 것과 같은 것입니다.

다시 말하자면 물의 온도가 체내의 온도보다 높기 때문에, 즉 모래밭에 물 붓는 식으로 갑작스레 흡수하게 되니 그만큼 양기운의 소모를 가져와 지치게 된다는 것입니다.

지금까지 열거한 몇 가지 예로 인체의 오묘한 음양 순행을 비유를 들면서 이해를 돕고자 했습니다. 그러니 중(重)환자나 암 환자에게 뜨거운 물이나 냉수를 먹게 하면 효과는커녕 오히려 더 큰 위해를 가져 오게 됨을 유념하고 조심하기 바랍니다.

인체에 병이 깃들면 4계절의 절기 변화와 아침과 낮, 저녁과 밤의 시간대별로 각기 다른 음양 순행에 따라 병의 증상이 악화될 수도 호전될 수도 있는 이치는 찾을 생각을 않고, 어떤 병에는 어떤 약이 좋다는 일면만 생각하고 약을 투여한 후 병이 낫기만을 기다리는 너무나 약에 의존하는 오늘날의 좋지 않은 양상은 다시 한번 깊이 생각해 보아야 할 문제라 아니할 수 없습니다.

환자의 증상이 가벼울 때는 그런대로 약에만 의존해도 효과를 볼 수 있지만, 중증에 이르게 되면 약보다는 우선 4계절의 변화와 하루하루의 날씨와 음양 변화를 살피면서 물과 음식 조절에 기준을 두고 약은 보조 역할로서 투여해야 된다는 것이 음양 이론의 골자인 것입니다.

대부분의 사람들이 어느 곳에서는 약을 잘 짓는다고 하여 20일 혹은 30일분의 약을 지어 오는 것을 보면 한심한 생각이 듭니다.

환자는 중증에 있어서 오늘이 어떨지, 내일이 어떨지 모르는 죽음의 일각에 놓여 있는데 그런 환자에게 20, 30일분의 약을 지어 오는 사람이나 지어 주는 사람이나 참으로 한심하고 답답할 뿐입니다.

이러한 현상은 음양 순행을 모르는 무지에서 오는 탓이지만 어쨌든 약이라고 하는 것은 중한 환자이든 경한 환자이든 일단 3~5일 정도 써 보고 경과를 관찰하면서 조금씩 처방을 변경하면서 투여하는 지혜를 가져야 합니다. 그러나 무엇보다 중요한 것은 건강할 때 미리 만병통치의 불로초인 두 끼 식사로 자연 치유력이 최대로 활용될 수 있도록 체내에 건강의 보루를 쌓아 활력을 장착해 두었다가 유사시 방아쇠를 당길 수 있도록 유비 무환의 정신을 갖는다면 티끌 모아 태산의 경제적 삶이 되리라 확신하는 바입니다.

❷

영양학설을 무시하라

영양이 풍부한 음식을 잘 먹어야 건강하게 살 수 있다는 통념이 지배하고 있는 오늘날, 영양학설을 무시하라고 하면 얼른 이해가 안 될 것입니다.

그러나 이 말의 참뜻은 영양학적으로 먹지 말라는 뜻이 아니고 어떤 음식을 먹더라도 먼저 음식 먹는 법에 기준을 두고 먹으라는 뜻입니다.

생명의 법인 음양 법칙의 측변에서 볼 때 영양학설을 무시해도 괜찮을 뿐만 아니라 영양가 있는 것을 먹는다고 해서 건강하게 살고, 영양가가 하나도 없는 것을 먹는다고 해서 건강이 나빠지는 것은 아닙니다. 오히려 음식 먹는 법대로만 먹고 마시면 영양가가 없어도 더욱 건강하게 살 수 있는 것입니다. 그것은 다음과 같은 이유 때문입니다.

누구든 지구는 대우주요, 인간은 소우주라는 비유를 한 번

쯤은 들어 보았을 것입니다. 그러나 대부분 그 말이 가진 깊이에 대해서는 생각지 않고 그저 말을 하다 쉽게 이해를 주기 위해 써먹는 비유겠거니 하고 한 귀로 듣고 한 귀로 흘려 버렸을 것입니다. 그것은 대우주와 소우주의 상관 관계가 얼마나 오묘하고 중요한지를 깨닫지 못했기 때문이었습니다.

지구는 태양계의 법칙에 따라 한치의 오차도 없이 낮과 밤이 운행되며 그 영원한 반복에 따라 생과 사의 윤회가 계속됩니다. 만약에 낮과 밤의 운행이 없다면 모든 것이 암흑일 뿐이요, 생과 사의 윤회는 있을 수도 없을 것입니다.

마찬가지로 소우주인 우리 인체도 대자연의 법칙에 따라 낮과 밤이 운행되어야 어떤 질병도 없고 노화도 없으며 사망도 없고 대우주와 같이 영원히 존재할 수 있는 것입니다.

그러나 이 세상 모든 사람들은 이미 낮과 밤을 잃어버렸습니다. 지식이 많아지고 의학과 과학이 발달할수록 인체의 낮과 밤을 점점 파괴해 버린 것입니다. 아침 공복에 물을 얼마를 마셔야 한다거나 하루에 물을 몇 리터를 마셔야 한다, 칼로리는 얼마를 섭취해야 한다와 같은 학설을 조장하고 고집을 부리는 한 의학과 과학이 아무리 발달했다고 해도 필자는 젖먹는 어린 아이의 수준밖에 되지 않는다고 한 마디로 일축할 수 있습니다.

우리 인체는 낮과 밤의 운행만 시켜 주면 대우주가 할 수 있는 일들을 다 할 수 있을 뿐만 아니라 나아가서 더 큰 일도 할 수 있습니다. 우리 인체는 잠깐 살다가 사라지는 것이 아니라 대우주와 같이 영원히 존재할 수 있도록 창조된 것입니다. 그런데도 그렇게 되지 못한 이유는 인위적으로 낮과 밤을 파괴해 버렸기 때문입니다. 그렇기 때문에 생명의 법은 파괴해 버린 낮과 밤을 찾아 기혈을 운행시키면 영양학설을 무시해도 된다고 주장하는 것입니다.

우리 인체는 낮과 밤만 단계적으로 운행시켜 주면 모자라는 영양은 생산시키고 넘치는 영양은 뽑아 버려 모든 질병에서 스스로를 해방시키고 노화되는 세포를 젊고 싱싱한 세포로 전환시켜 대우주와 같이 영원히 존재할 수 있을 것입니다. 그런데 이 낮과 밤의 운행법이 바로 밥 따로 물 따로로 먹고 마시는 방법인 것입니다.

음식은 양이요, 불이요, 낮이요, 남자이고 물은 음이요, 밤이요, 여자라고 할 수 있습니다. 즉 음식은 양 에너지요, 물은 음 에너지라고 할 수 있는 것입니다. 따라서 물과 불이 혼합되면 너도 죽고 나도 죽는 격이 되고 낮과 밤이 혼합되면 음양의 법칙이 깨집니다.

낮에는 태양 에너지를 뜨거운 빛으로 발산하고 밤에는 음 에너지를 어두움과 이슬로 내리게 하여 만물을 생장시키는 원리와 같이 우리 인체도 음식은 낮에 해당되고 물은 밤에 해당되기 때문에 음식을 먹고 최소한 1~2시간 후에 물을 마시게 되면 낮과 밤의 음양 순행이 잘 되기 때문에 기혈 순환이 잘 되고 질병에서 해방되어 대우주와 같이 영원토록 장수할 수 있는 것입니다.

오늘날 모든 사람들이 각종 질병에 시달리다 늙고 병들어 죽는 이유는 음식을 먹을 때 물이나 국, 찌개, 음료수 등을 혼합해서 먹기 때문입니다. 그것은 불과 물을 혼합해서 먹는 격이요, 낮과 밤을 혼합해서 먹는 것과 같은 것입니다.

이러하므로 영양분이 어떻고 저떻고 하며 많이 배워 지식이 많을수록 더더욱 영양학설에 꽁꽁 묶여 먹고 마시다 성인병, 불치병으로 고생하는 모습을 볼 때 정말 안타까울 뿐입니다.

우리 인체는 음식 먹는 법대로만 먹고 마시면 설사 영양가가 하나도 없는 것을 먹는다고 해도 절대로 영양 결핍증이 생기지 않습니다. 오히려 비타민, 칼슘, 단백질 등의 부족한 것을 생산 보급하기 위하여 새로운 생산 세포가 생성되게 되어 있습니다. 정히 영양학설의 미련을 못 버리겠다면 영양학설대로 잘 먹되 올바로 먹는 법에 기준을 두고 먹고 마시기 바랍니다.

❸

아는 체하지 말라

　어느 책이든지 저자의 약력을 보면 학력, 경력, 직책 모두가 거창하기만 합니다.

　그러나 필자의 저서를 보면 학력도 없고 경력도 없고 창피하게도 의료법 위반으로 옥중 생활한 것만 약력에 나와 있습니다. 무식한 사람이 저서를 냈으니 내용인들 별볼일 없겠지 하고 선입관부터 좋지를 않아 책 읽을 기분이 나지 않을 것이라고 생각이 됩니다.

　하지만 아무리 많이 배워 지식이 많고 명예와 권위가 높고 박사 학위를 수없이 받은 위대한 학자요, 의학 박사요, 철학가요, 과학자요, 신학자요, 목사요, 큰스님이요, 자연식의 대가요, 단식 요법의 대가요, 식이 요법의 대가라고 할지라도 지식의 눈과 과학의 눈으로 인체의 건강을 지킬려고 하는 한에서는 아는 체하지 말아야 합니다.

오늘날 사람을 복제해 낼 정도로 의학이 발달하고 자연식, 생식, 단식 등의 여러 방법으로 건강을 지키겠다고 노력을 하고 있지만 그것들은 어디까지나 영양학설에 기준을 두고 있기 때문에 근본적인 오류를 범하고 있다고 할 수 있습니다. 또한 과학이 발달하여 달나라를 왔다갔다하고 천체를 탐사하는 등 몸 밖의 계산법은 잘 알고 있지만 꼭 알아야 할 인간의 내면, 즉 인간이 스스로 자신을 지키는 법은 그 누구도 모르고 있습니다.

필자는 보잘것없는 무식한 사람이지만 자신을 지키는 건강법에 대해서는 지구촌의 모든 사람들이 공격한다고 할지라도 한몸으로 대항할 수 있는 자신이 있습니다.

하나의 실례를 들어 보겠습니다. 정신 지체인 40여 명을 수용하고 있는 수원 수봉 재활원의 김동극 원장님한테서 아침 일찍 전화가 걸려 왔습니다. 원장님이 다급한 목소리로 물었습니다.

"선생님, 어제 원생들과 초청을 받아 저녁 식사로 김밥도시락을 먹었는데 그것이 잘못되었는지 나와 원생 20여 명이 밤새도록 고열이 있고 배가 아프면서 설사를 다섯 번이나 했습니다. 지금도 입이 바짝바짝 마르면서 배가 아파 못 견디겠는데 어떻게 하면 좋겠습니까?"

필자는 어쩔 수 없이 원생들을 병원에 입원시키라고 말한 다음 덧붙였습니다.

"원장님은 지금부터 물 한 모금도 입에 대지 말고 3일 간

단식을 하십시오."

이 말에 원장님이 깜짝 놀라며 말했습니다.

"내 나이 70이 넘은 데다 밤새도록 설사를 해서 몸의 수분이 다 빠져나가 탈수 현상이 오기 직전인데 여기다가 3일씩이나 단식을 해도 괜찮을까요? 나도 30년 간 7~10일씩 단식을 50여 회나 해 보고 단식이나 건강에 관한 책자도 많이 출간했을 뿐만 아니라 지금도 건강에 관해서 강연과 지도를 하고 있지만 내 이론과 선생님의 이론과는 정반대인 것 같군요. 정말 선생님의 말씀을 믿어도 될까요?"

이에 필자는 확신에 찬 목소리로 대답해 주었습니다.

"원장님, 지금부터 원장님이 아는 지식과 경륜을 은행에다 저축해 놓고 내가 지시하는 대로 해 보세요. 아마도 3일 후에는 70평생에 쌓아온 경륜과 지식의 이론을 새롭게 정리해야 된다는 것을 깨닫게 될 것입니다."

그런데 오후에 다시 원장님이 전화로 물어 왔습니다.

"원생들은 병원에 입원을 시켰는데 나는 링거 주사도 안 맞고 약도 안 먹겠다고 했더니 연세도 많은 분이 설사까지 하여 수분 부족으로 탈수 현상이 올 수 있을 텐데 어떻게 할려고 치료를 거부하느냐고 큰 걱정을 하면서 약이라도 잡수라고 하며 하루분을 지어 주길래 할 수 없이 가지고 왔습니다. 어떻게 하면 좋겠습니까?

이번에도 필자는 확실한 어조로 대답해 주었습니다.

"오묘한 인체의 구조를 지식과 과학의 눈으로만 보니 당연히 그런 말을 할 수도 있을 것입니다. 아무튼 약은 먹지 말고 갈증이 심하더라도 인내를 가지고 3일 간만 잘 참아 보세요."

그랬더니 예상대로 3일째 되는 날 오후 4시경에 전화가 왔습니다.

"선생님 말씀대로 3일 간 완전 단식을 했더니 어제 저녁부터 식중독의 고통은 완전히 사라졌습니다. 지금은 입이 말라 말을 못할 정도로 갈증이 심하지만 컨디션도 좋고 속도 너무 편안하고 아주 좋습니다. 그런데 이제는 음식은 어떻게 먹을까요?"

필자는 침착하게 말했습니다.

"수분기 많은 음식은 드시지 말고 된밥을 마른반찬으로 한 그릇이든 두 그릇이든 마음대로 드시되 물은 2시간 후에 마시도록 하세요."

이 말에 원장님은 또 깜짝 놀랐습니다.

"아니, 탈수 현상 직전 상태에서 3일 간이나 완전 단식을 하여 모든 내장이 휴무상태에 있을 텐데 거기다 마른 음식을 먹는다는 것은 자살 행위나 마찬가지 아닐까요?"

이에 필자는 단호하게 말했습니다.

"아는 체하지 말고 원장님의 지식과 경륜은 은행에 잠시 동안 저축해 놓으라고 했지요? 마음 놓고 제가 지시하는 대로 잡수세요. 만약 내 말을 못 믿고 수분기 많은 것부터 먼저 드신다면 급체할 수 있습니다. 명심하고 주의하세요."

전화가 끝난 지 불과 한 시간 후에 다시 원장님한테서 전화가 왔습니다.

"선생님, 한 시간 전에 밥을 간장에다 세 숟가락만 먹었는데 한 시간이 지났으니 물을 먹어도 되지요?"

이에 필자가 물었습니다.

"아니, 마음 놓고 잡수라고 했는데 왜 세 숟가락만 잡쉈나요?"

그러자 원장님은 멋쩍은 듯 하하 웃으며 말했습니다.

"아무래도 내 지식으로는 겁이 나서 많이 못 먹었습니다."

필자는 아무 내색도 하지 않고 대답해 주었습니다.

"지금부터 만분지 일이라도 걱정하지 말고 밥 한 그릇 드시고 한 시간 후에 물을 들도록 하세요."

역시 한 시간쯤 후에 다시 전화가 걸려 왔습니다.

"선생님이 시키는 대로 한 시간 전에 된밥을 한 그릇 먹고 지금 물을 두 컵이나 먹었는데도 갈증이 심하게 나는데 물은 많이 먹어도 괜찮을까요?"

필자가 밝은 목소리로 말했습니다.

"예, 많이 드셔도 괜찮은데 막걸리를 한 병 사서 반 병만 잡수세요."

그러자 원장님은 반 기겁을 하면서 물었습니다.

"내 지식과 이론으로는 단식 후 술을 마신다는 것은 자살 행위와 같은 것인데 설마 괜찮을까요?"

필자는 대답했습니다.

"예, 물을 먼저 드신 후에 술을 먹는 것은 괜찮습니다."

마침내 그 이튿날 아침 일찍 원장님으로부터 전화가 왔습니다.

"선생님, 이럴 수가 있습니까? 아침에 일어나니까 컨디션이 너무 좋아서 어떻게 표현할 수가 없습니다."

여러분 스스로 마음속으로 한번 생각해 보시기 바랍니다. 식중독으로 밤새도록 설사를 하여 탈수 현상이 오기 직전에, 고열과 아랫배의 통증뿐만 아니라 갈증으로 입이 말라 말하기도 힘이 든 사람을 그것도 젊은 사람도 아닌 70이 넘은 노인한테 물 한 모금도 먹지 말고 단식을 하라고 하면 의학적으로나 영양학적으로나 과학적으로나 일반 상식적으로 도저히 상상할 수 없는 일이라고 생각할 것입니다.

그러나 김동극 원장님은 아는 체하지 않고 내 이론을 믿고 과감하게 실천하여 좋은 결과를 얻었음은 물론이요, 새로운 것을 깨달아 지금은 단식 요법을 재수정하고 있으니 머지 않아 획기적인 일이 있으리라 생각합니다.

김동국 원장님은 단식과 자연식 분야에 있어서는 해외출강(초청)까지 하고있는 권위자 입니다만 자기의 이론이나 방법에만 고집하지 않는 그 유연스런 학구적 태도는 우리가 본받을 만하다 할 것입니다.

④

우리 인체에도 4계절이 있다

대우주의 음양 순행은 일 년에 두 번 변하며 봄, 여름, 가을, 겨울 사계절을 형성하고 15일마다 절후의 변화를 반복하고 있습니다. 또한 계절마다 정확하게 우리가 먹는 과일과 곡물을 생산합니다.

1년은 12개월이고 음양으로 분리되니 24절후가 됩니다. 이것을 하루로 축소시켜 보면 1일은 12시간이나 음양으로 분리하면 24시간이 됩니다.

이와 같은 방식으로 생각하면 우리 체내의 세포 입자에도 1년이란 세월이 흐르게 되는데, 계절마다 정확하게 먹을 수 있는 식물이 생산되듯이 소우주인 인체 내에서도 각 기관마다 정확히 그 시간에 필요한 호르몬이 생산됩니다. 마치 계절마다 식물이 생산되듯이 인체에서도 계절마다 호르몬이 생산되는 것입니다.

그렇기 때문에 음식 먹는 법대로만 먹고 마셔도 부족한 것은 몸 안에서 다 알아서 생산 보급할 수 있으므로 영양학설대로 잘 먹어야 산다는 고정 관념에서 해방되길 바랍니다.

❺

물은 의무적으로 먹지 말라

요즘 보면 음식을 먹기 전이나 먹은 후에 물을 먹는 습관이 보편화되어 있을 뿐만 아니라 '우리 인체는 70~80%가 수분이기 때문에 하루에 물은 최소한 얼마를 마셔야 된다'는 관념이 일반화되어 있습니다.

그러나 음양 법칙에서는 물을 먹을 시간에는 얼마든지 먹되 먹기 싫을 때에는 의무적으로 먹지 말라고 강조합니다. 물이 먹기 싫을 때에는 몇날 며칠이라도 먹지 않는 것이 좋습니다. 일반적인 생각으로 물을 먹지 않으면 피가 탁해질 것이고 또는 신석증이나 담석증 같은 것이 생기지나 않을까 하고 걱정을 할 수도 있겠지만 이러한 걱정은 만분지 일이라도 할 필요가 없습니다.

우리 인체는 밥 따로 물 따로 먹는 조절을 하면 처음에는 물 먹는 시간이 기다려지고 물 먹는 시간에는 물을 많이 먹게 되지만 차차로 물량이 줄어들면서 나중에는 하루종일 또는 며칠이 지나도 물 생각이 나지 않게 됩니다.

이것은 음식에 함유된 수분, 세면이나 샤워할 때에 모공을 통하여 흡수되는 수분, 그리고 호흡할 때에 체내로 들어오는 공기 속의 수분만으로도 인체가 요구하는 수분의 양을 충족시킬 수 있으며, 또 자체 생산 능력이 일어나기 때문에 먹기 싫은 물을 의무적으로 먹을 필요는 없다는 뜻입니다.

만병의 근원은 물을 많이 먹는 데에서 기인합니다. 물에 들어 있는 용존 산소는 음에 해당되고, 호흡할 때의 공기중에 들어 있는 산소는 양에 해당됩니다. 물을 많이 먹어 용존 산소가 많으면 음의 힘이 강하여 호흡하는 양의 산소가 제대로 공급되지 못하기 때문에 결국은 음양 실조로 인한 기혈 순환 부족으로 만병의 근원이 되는 것입니다. 우리 인체는 음이 조금 부족할 때에는 탈이 없지만 양이 부족할 때에는 탈이 나게 되어 있습니다. 아무쪼록 먹기 싫은데 의무적으로 먹지는 말기 바랍니다.

❻

한의학계에 드리는 제언

　한의학계에 종사하고 계시는 여러분, 필자의 경험을 필히 참고해 보십시오.

　약 성질을 음인가 양인가 따지는 것도 좋지만 액체인 탕제는 음이요, 고체는 양이라는 것을 명심하고 약 먹는 시간을 식사 1~2시간 후에 복용하도록 해 보시면 탁월한 효과를 볼 수 있을 것입니다.

　약 처방에만 의지하여 치료를 할려고 하면 효과보다 실망이 더 클 때도 있는 법입니다. 즉, 이러이러한 질환에는 이러이러한 처방을 쓰게 되면 틀림없이 효과를 볼 수 있게끔 되어 있는데 효과가 나지 않는 경우 말입니다.

　그리고 허준 선생이 동의보감을 저술할 때는 배고픈 시절이고 지금 시대는 너무 먹어서 생기는 병들이기 때문에 보를 위주로 약을 쓰면 효과는커녕 도리어 역작용이 올 수 있다는 것을 필자는 체험으로 겪었습니다.

환자가 아무리 기운이 없다고 해도 원인은 너무 먹은 것이기 때문에 영양학설은 아예 무시해 버리고 음양 조절에 기준을 두고 처방하는 것이 좋습니다. 그것이 상식과는 동떨어진 좀 엉뚱한 처방 같아도 적절히 약을 쓸 때에 98%는 효과를 볼 수 있으며, 사실 보를 위주로 치료를 해야 되는 경우는 100명 중 2명밖에 되지 않는다는 것을 말씀드릴 수 있습니다.

또한 한약을 복용하게 할 때 포만감이 심하고 소화 장애와 가스가 차며 또는 여러 모로 괴로운 증상을 토로할 때에는 먼저 간을 의심해 보십시오. 병원 진찰을 세밀하게 해보았는데 간장은 이상이 없었다고 해도 한약을 먹어서 여러 모로 괴로운 증상을 느끼는 사람은 해독을 시키는 간기능이 많이 나빠져 있을 수도 있는 것입니다. 필자의 이론을 참고하면 절대적으로 많은 도움이 되리라 확신하기에 제언하는 바입니다.

❼

의학계에 드리는 제언

보잘것없는 사람이 감히 의학계에 제언을 한다고 하니 한 마디로 필자의 이론을 매장시킬 수도 있고, 또는 일고(一考) 의 가치도 없는 이론이라고 치부해 버릴 수도 있습니다.

그러나 지난 11월 7일 밤 11시에 방송한 MBC 문화 방송의 다큐 스페셜 〈암과 싸우지 마라〉는 프로그램을 보고 너무도 편파적인 내용에 감히 인류를 위한 충심으로 필자가 경험한 바를 꼭 참고해 보시라고 제언하는 바입니다.

의학계 여러분, 필자는 음양의 법칙을 깨닫고 그 진위(眞 僞)를 확인하기 위하여 스스로가 실험 도구가 되어 체험한 다음에 35년 간 이루 헤어릴 수 없는 수의 일반 환자들과 만여 명이 넘는 각종 암 환자들을 적응시켜 보았습니다. 그 결과 음식 먹는 법에 따라 인체의 음양 순행이 한치의 오차도 없이 순환된다는 것을 확인했기 때문에 누가 뭐라고 비판을 해도 두려움 없이 자신있게 참고해 보라고 하는 것입니다.

링거 주사가 꼭 필요한 환자들에게는 낮에는 피하고 밤에 주사하면서 관찰해 보시면 많은 참고가 되시리라 확신하기에 권고하는 바입니다.

8

진짜 의사와 가짜 의사

　우리 인체의 내면에는 만병을 고칠 수 있는 진짜 의사(자연 치유력)가 있습니다. 의사가 내면에 있는 진짜 의사의 힘으로 모든 병을 고칠 생각은 하지 않고 과학의 눈과 지식, 즉 약물이나 물질에 의존하여 병을 고치려고 하는 순간부터 이미 가짜 의사로 전락하기 마련입니다.

　사실 모든 의사들은 진짜 의사가 치료하는 데 보조 역할을 하는 보조원에 불과합니다. 그런데 그 보조 역할도 제대로 하지 못하고 엉망진창을 만들어 놓는 것이 오늘날 대부분의 의사들입니다. 의사들 자체가 각종 질병에 고통을 받는다면 어찌 진정한 의사라고 할 수 있겠습니까? 그러나 현실은 암 전문의가 암에 걸리는 사례가 비일비재합니다.

　진짜 의사는 어떤 물질에도 의지하지 않고 병을 고칩니다. 물질은 언젠가는 변하게 마련이며 변하는 것은 진리가 아닙니다. 진리는 자연이며 인체에서는 자연 치유력으로 드러납니다. 자신의 자연 치유력도 발견 못한 채 남의 병을 고친다고 하는 것은 얼마나 모순되는 일입니까?

본래 생명 자체는 완벽한 진리의 구현체이기에 거기에는 늙음이나 질병, 추함 등이 있을 수 없습니다. 생명체는 일정한 생명의 법에 의해 점점 더 완성체로 변모해 갑니다.

본래 주어진 생명의 자연 치유력을 찾아가게 해 주는 역할을 해야 참다운 의사라 할 수 있습니다.

자신의 건강은 자신이 찾아야 합니다. 누구든지 천부적인 자연 치유력이 몸 안에 있음을 알고 믿어야 합니다. 음양감식 조절법은 바로 그와 같은 길을 찾아갈 수 있도록 안내하는 생명의 길입니다. 육체적인 건강은 물론, 정신적인 건강까지도 온전하게 해 주는 진짜 의사를 만날 수 있도록 훌륭한 지침이 될 것입니다.

⑨

말세론, 종말론, 재림론에 대한 성찰

　　흔히들 이야기하는 말세론, 종말론, 재림론, 또는 4차원, 영생, 환생 등에 대한 이론들은 나름대로 각기 그럴 듯한 구실과 특성을 갖고 있겠지만, 인간의 삶 자체를 주체로 보거나 생명의 법에서 볼 때 정말 요지경이라 하지 않을 수 없습니다. 필자는 여러분들이 자기 자신의 주체와 주관을 바로 추스리지 못하고 어느 한쪽으로 심하게 치우칠까봐 노파심에서 잠깐 언급하도록 하겠습니다.

　　사람이 살아가는 데는 목적과 희망이 있어야 합니다. 목적과 희망이 없으면 살아가는 의미가 퇴색하기 마련입니다.

　　그래서 내일의 보람된 삶에 대한 희망으로써 오늘의 고통을 승화시켜 나아가고, 또한 이웃에 대한 희생으로써 인간의 마음을 순화(醇化)하고 활력을 돋우어 줄 때 인간들은 사회 구성원끼리 깍지를 끼듯 서로 어우러져 동물과는 다른 삶을 운영할 수 있을 것입니다.

그런데 이러한 삶은 나라고 하는 한 주체가 있을 때 비로소 가능합니다.

음양감식 조절법은 그러한 능동적이며 주체적이고, 주관적인 자아관을 찾기 위한 것이며, 나라는 개인이 건전한 육체를 갖고 살아가며 공동 사회의 한 구성원이 되도록 지렛대 역할을 하는 하나의 실정법(實定法)인 것입니다. 또한 음양감식 조절법은 언제나 손 닿는 곳에 있는 만병통치약과 불로초를 필요한 때마다 상복(常服)하면서 생활인으로서 건강하게 살아갈 수 있도록 우리를 항상 뒷받침하고 있다는 것을 유념하기 바랍니다.

(1) 말세론에 대하여

사람들은 이 사회의 윤리와 도덕을 저버리는 현상들을 바라보며 "참 말세로군" 하고 중얼거리곤 합니다.

그런데 이 말세라는 말은 인간이 몇천 년 전부터 상습적으로 사용해 오고 있음을 우리는 기록에서도 찾아 볼 수 있습니다.

따라서 어떤 확정된 날을 정해서 바로 그 날이 말세라고 거리낌없이 내뱉는 것이 얼마나 큰 오류인가를 반성해야 합니다.

굳이 말세라고 하자면 이 세상 인간 사회 자체가 바로 말세인 것입니다. 그런데 그 말세의 주체가 되고 근본이 되는 것은 돈이라 할 수 있습니다. 말세에 살고 있는, 즉 이 세상에 살고 있는 사람들은 모두가 돈의 노예가 되어 그 위력에 지배 당하면서 살고 있습니다.

그러나 그 속에서도 우리는 나 자신을 존립케 할 최후의 보루인 생명의 법을 지켜 4차원의 체질을 개선시키는 내적인 힘을, 지구력을 길러야 하겠습니다.

(2) 종말론에 대하여

종말(終末)이란 끝난다는 말입니다.

종말론에 현혹되어 재산을 몽땅 날린 사람은 한 마디로 팔자 소관이라 아니할 수 없습니다.

정말 한심한 일입니다. 그 사람은 자기 자신은 온 데 간 데 없고 몸뚱이만 있는 허수아비에 지나지 않습니다. 허수아비에게 재물이 있은들 무슨 소용이 있겠습니까? 몽땅 날리든가 털리는 게 오히려 당연지사 아니겠습니까?

이 세상에 종말이 온다고 길거리에서 외치는 사람이 있는가 하면, 또한 그 말에 현혹되어 부화 뇌동(附和雷同)하는 사람도 있으니 참으로 안타까운 일입니다.

여러분께서는 확신을 가지십시오. 이 세상은 절대로 종말이 오지 않습니다. 오히려 이 세상은 갈수록 살기 좋고 편한 세상이 되는 것은 물론 많은 인간이 장구(長久)한 수명의 빛을 얻어 중지(衆智)가 모여질 것입니다. 첨단 과학은 더욱 더 발달되고 인간의 사고와 생활은 더욱 합리화될 것이며, 유전 공학이란 고도의 기술이 일반화되어 식량은 풍부해질 것이고, 인간의 정신 문화 또한 심원한 경지를 섭렵함으로써 사상과 이념의 대립은 박물관의 골동품으로 추억을 반추하는 신세가 될 것입니다.

또한 나라와 나라 사이의 화합과 번영으로써 진정한 지구촌이 형성되어 나라의 개념 또한 퇴색할 날이 반드시 올 것입니다.

전쟁은 사라지고 군인의 역할도 바뀔 것이며 모든 전쟁 무기를 생산하는 공장들은 오직 인간의 삶의 편리를 가져다 주는 필수 생활 용품을 생산하는 데 전념할 것입니다.

정말 살기 좋고, 또한 살아볼 만한 세상이 앞으로 인간의 손에 의해, 두뇌에 의해 전개되리란 확신을 갖고 각자 자기의 일에 충실하다 보면 자연히 생명의 법이 건강을 지켜 주어 합리적인 삶을 이루어 나갈 수 있을 것입니다. 다시 말하면 이상향(理想鄕)이라고 할 수 있겠습니다.

세상 종말이라고 하는 것은 이 세상이 끝나는 것을 뜻하는 게 아닙니다. 나라고 하는 하나의 소우주, 즉 육체의 나라인 나 자신이 죽음을 맞는 그 순간이 바로 이 세상의 끝이요, 종말인 것입니다.

따라서 세상 종말에 임하지 않으려면 만병통치약과 불로초를 자꾸만 먹는 도리밖에는 다른 방법이 없습니다.

"재물을 잃는 것은 조금 잃는 것이요, 명예를 잃는 것은 많이 잃는 것이며, 건강을 잃는 것은 전부를 잃는 것입니다."

바로 전부를 잃는 것이 종말인 것입니다.

(3) 재림론에 대하여

각 종파에서는 자신들의 신이 다시 올 것이라고 믿고 있습니다.

그래서 그런지 때로는 합리성을 띠어야 할 신앙이 지나치게 광적인 면으로 치우치는 면도 없지 않은 것 같습니다.

재림론에 대해서도 여러분들은 현혹되어서는 안 됩니다. 혹 천기를 뒤엎을 만한 초능력자가 나와서 일사 정연(一事整然)한 이론으로 자신이 재림주다고 강조하여도 현혹되어서는 안 됩니다. 이 모든 것은 허상에 불과합니다. 모두가 가짜입니다. 음양감식 조절법을 충실히 따르면 어느 누구라도 초능력자가 될 수 있고 예지력이 뛰어날 수 있는 것입니다.

재림주는 오직 여러분 각자의 몸속에, 마음 깊숙한 곳에 임재하고 있습니다. 주체적이고 주관적인 여러분 각 개인의 몸과 마음이 이 세상의 주인이고 성스러운 가택(家宅)이며 재림주가 계신 성전(聖殿)인 것입니다.

그래서 우리의 육체는 마음의 집이요, 마음의 성전이며 따라서 하느님의 집이요, 성전이고, 또한 부처님의 집이요, 부처님의 성전이라 할 수 있습니다.

살다가 몸에 병이 나면 내 몸과 마음에 있는 만병통치약과 불로초를 언제라도 쉽게 찾아 먹으면서 마음의 집을, 성전을 수리하시기 바랍니다.

혈관을 통해 육체의 나라를 여행하다 보면 오대양 육대주 어디라 할 것 없이 산더미같이 오물과 쓰레기들이 쌓여 있습니다. 이 더럽혀진 육체의 곳곳을 음양감식 조절이란 고성능 세척기로 깨끗이 청소해서 거룩하고 성스럽게 관리하여 고품위의 체질로 개선할 때 기다리고 기다리던 재림주는 여러분 각자의 마음속에 임재(臨在)하게 될 것입니다.

학계에 동물 실험 권유

영양학설에 너무나 치우쳐 만연되어 있는 만성적인 질환으로부터 많은 사람들의 건강을 보호하기 위해 권위있는 실험 기관에서 동물의 실험을 통해 식생활 습관의 교정(敎正)을 하루속히 제시하여, 음양 이론에 적응할 수 있는 식생활이 범국민적 차원으로 대중화되기를 진심으로 바랍니다.

만약 실험이 미흡할 경우 항암제나 항생제, 영양제 주사를 맞지 않은 암 환자, 문둥병 환자, 신장염, 에이즈 환자 등 불치의 환자들을 필자가 직접 선정하여 학계, 언론계 등의 관계자들이 입회한 가운데 치유 과정의 증상을 미리 설정해 놓고 식이 요법으로 확연히 치유 과정을 보여드리겠습니다.

왜 이런 아무 득도 없는 일을 행하려 하는가 의아해할지도 모르나, 서두에서도 언급한 바와 같이 필자는 죽음의 경지를 수없이 헤매면서 신비한 생명의 법을 깨달았고, 이 너무나 값

비싸고 귀중한 체험을 얼마간의 재물과 맞바꾸며 만족하고 살아간다는 것은 너무나 값어치 없고 무의미한 일이기에 이웃을 위해 더불어 사는 삶의 철학을 실천하기로 단단히 결심하게 된 것입니다.

예로부터 죽음을 일단 경험한 사람들은 더불어 사는 삶의 철학의 강도가 평범히 사는 사람보다 매우 강합니다.

음양감식 조절법 비디오 테이프를 보신 분은 스쳐 가는 기분으로라도 한 번 생각해 보십시오. 밀가루 반죽한 것 몇 조각으로 편식을 하고 원고도 없이 8시간 이상을 카메라 앞에서 떠들어댈 수 있는 힘이 어디서 나올 수 있겠는가를 말입니다.

이것은 어느 정도 제 육체 세포가 조율이 되어 두뇌 세포가 일정 기준 이상으로 조직화되어 있다는 것을 입증해 주는 예가 아니겠습니까?

의학계에 몸 담고 계시는 분들, 과학자의 길을 걸으시는 분들, 종교 지도자의 길을 걸으시는 분들, 후진을 위해 사도의 길을 걸으시는 분들, 정치 지도자의 길을 걸으시는 분들, 각종 건강 훈련을 지도하시는 분들, 사업에 여념이 없으신 분들, 그 외 어떤 분들이라 할지라도 나름대로 육체 세포를 음양감식 조절법으로 조율해 놓으면 생의 역량(力量)이 크게 증진되어 상상할 수 없을 만큼 고품위로 우리 사회를 이끌어 나갈 수 있을 것이라고 확신하기 때문에 일푼의 사심없이 실천할 것을 권유하는 바입니다.

이렇듯 건강하게 살 수 있는 길이 분명히 있음에도 불구하고 비생산적이며 무가치하고 의미가 전혀 없는 질병의 고통에서 많은 사람들이 생을 낭비하고 있는 것이 안타까울 뿐입니다. 그러므로 음양 이론에 기초를 둔 음양식(陰陽食)이 새로운 차원에서 삶의 가치 기준으로 설계될 수 있도록 박차를 가해야만 하겠습니다.

그러기 위해서는 동물 실험이 선행되어야만 하겠습니다. 우선 세 마리를 한 팀으로 구성하고 이러한 팀을 세 팀을 만들어 다음과 같이 실험에 임하기 바랍니다.

실험 1:1일 3식의 영양식으로 상처를 입혀 증세 관찰

〈세 마리 모두에게 영양식으로 여러 가지 음식 제공〉

① 물을 자유로이 먹게 할 것

② 물을 식사 2시간 후에 먹일 것

③ 낮에는 일체 물을 먹이지 않고 저녁 식사 2시간 후부터 10시까지 마음껏 먹일 것

처방 : 5일쯤 지나 깊은 상처를 낸 다음 손으로 일단 지혈을 시켜 다음 날부터 15일 정도 더러운 물에 하루 한 번씩 담글 것

증세 : ①은 상처가 혹, 덧나는 현상을 볼 수도 있고 또는 상처가 더디 나을 수도 있음

②는 상처는 덧나지는 않으나 조금 오래가는 것을 볼 수 있음

③은 상처가 잘 회복되는 것을 볼 수 있음

실험 2:1일 2식의 영양가를 무시한 편식으로 체질 관찰

〈영양가 없는 음식으로 한 가지 음식만 제공〉

1 물을 자유로이 먹게 할 것

2 물을 식사 2시간 후에 먹일 것

3 낮에는 일체 물을 먹이지 않고 저녁 식사 2시간 후부터 10시까지 마음껏 먹일 것

증세 : 1 새로운 세포는 생성되나 영양 결핍 증세를 보임

2 새로운 세포가 생성되고 영양 결핍 증세도 없이 비교적 괜찮은 편임

3 영양 결핍 증세도 없을 뿐만 아니라 아주 싱싱하고 활력에 찬 세포가 조성됨

실험 3:1일 2식의 영양가 무시한 편식으로 세포 조직 관찰

〈영양가 무시한 편식으로 하루 두 끼 음식 제공〉

1 물을 자유로이 먹게 할 것

2 물을 식사 2시간 후 먹일 것

3 낮에는 일체 물을 먹이지 않고 저녁 식사 2시간 후부터 10시까지 마음껏 먹일 것

증세 : 1 영양 결핍 증세로 지구력이 약해짐

2 영양 결핍 증세가 약간 오지만 그런 대로 괜찮고 처음엔 지구력이 강하다가 점차 조금씩 약화됨

3 영양 결핍 증세도 없을 뿐만 아니라 처음엔 지구력이 약하다가 시일이 지남에 따라 지구력이 강해짐

⓫

생명의 씨앗을 뿌립니다

아마 비디오 테이프를 보거나 책을 보신 분들이 계실 것입니다. 필자는 그것을 생명의 씨앗을 뿌린 것으로 스스로 자부하고자 합니다. 그런데 수없이 생명의 씨앗을 뿌리면서 필자는 몇 가지 경우를 경험하였습니다.

첫째는 길가에 뿌린 씨앗이라 할 수 있는 경우입니다.

일단 책이나 테이프를 보고 감식 조절을 할 수 있겠다 싶어 시작을 하였으나 헛헛하기도 하고, 시도 때도 없이 물이 입에 당길 뿐만 아니라 밥 먹는 것이 모래알 씹는 것만 같으니 도저히 계속하기가 어려워, 에라 살면 얼마나 산다고 이렇게 마시고 싶은 것도 못 마시고……하면서 금세 포기해 버리는 경우가 이에 해당합니다.

이것은 싹도 트기 전에, 뿌리도 내리기 전에 새가 얼른 씨앗을 주워먹어 버린 것과 같다고 할 수 있습니다.

두 번째는 자갈밭에 뿌린 씨앗이라 할 수 있는 경우입니다.

음양감식 조절법 이론을 듣고 며칠을 해 보니 분명히 좋아지긴 한 것 같은데 얼굴도 수척해지고, 체중도 빠지고, 갈증도 심하게 나니 이거야 원…… 하루에 영양을 얼마를 섭취해야 하는데, 그리고 물은 얼마를 마셔야 하는데, 이렇게 물을 안 마시다가 혹시 몸에 무슨 이상이 오는 것은 아닐까……하는 이런저런 염려와 걱정, 그리고 또 아무리해도 물 먹는 것이 참기가 어렵기도 하고, 싫기도 해서 포기해 버리는 경우가 이에 해당합니다.

씨앗을 뿌려 싹은 났는데 뿌리를 내릴 수 없는 경우라 할 수 있습니다.

세 번째는 가시넝쿨 밭에 뿌린 씨앗이라 할 수 있는 경우입니다.

두 달이면 두 달 음식 조절 작정을 하고 조절에 들어갔는데 친구 결혼식이다, 동창회다, 친구 아버지 환갑이다, 비즈니스 관계로 누굴 만나 한 잔 해야 한다는 등의 환경에 얽매여 먹을 때 먹고 마실 때 마셔야 하는 생명의 법을 지키지 못하고 그만 넝쿨이 휘감는 격이 되어 1주일쯤 혹은 10일쯤 음식 조절을 계속하다가 그만두고 마는 경우가 이에 해당합니다.

싹도 나고 뿌리도 좀 내려서 자랄려고 하는데 가시넝쿨이 그만 연약한 줄기를 휘감아 더는 자라지 못하고 얽매여 중도에 포기하고 마는 경우와 같다 할 수 있습니다.

네 번째는 좋은 밭에 뿌린 씨앗이라 할 수 있는 경우입니다.

그래, 한 번 실천해 보겠다고 마음먹고 한 달이면 한 달, 두 달이면 두 달을 어찌되었든간에 어떤 파티에서도, 어떤 모임에서도 작정한 날짜 동안에는 모든 맛의 유혹으로부터 벗어나서, 기어이 감식 조절에 성공하고야 마는 경우가 이에 해당합니다.

이렇듯 인내를 다하여 실천을 잘 해서 좋은 밭에 뿌린 씨앗으로 성장한 분들은 100년, 200년의 건강을 아니 젊음을 누려서 결국은 기의 음식을 먹을 수 있는 선의 경지에까지도 들어가는 실천자가 되어 장생 복락(長生福樂)의 기쁨을 누리시기를 진심으로 바라는 바입니다.

「음양감식 조절」로 병을 고친 사람들

- 아 래 -

음양감식 조절법 보급처 안내

음양감식 조절시 발생하는 여러가지 문제점을 소식지를 통해서 알려
드리고 있습니다. 책을 보시고 궁금한 점이나 소식지를 받기 원하시
는 분은 연락주십시오.

음양감식조절법 보급처   전화: (02) 861-5821~2

❶

유방암을 치료했습니다

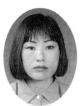

김 선 옥

광주시 광산구 월곡2동 512-12

TEL. (062) 951-0972

저는 당년 37세의 가정주부입니다.

93년 8월경부터 왼쪽 유방에 이상한 느낌이 감지되었습니다. 짜릿 짜릿한 증상이 있고, 약간의 통증이 있었습니다. 병원에서 진단을 받아 본 결과 의사 선생님은 신경성으로도 그럴 수 있으니 조금 더 지켜보자고 했습니다. 그래서 별로 대수롭지 않게 생각하고 있었는데 11월부터는 활동하기가 불편할 정도로 통증이 왔습니다. 11월13일 다시 진단을 받아 본 결과 악성종양이라는 판단을 받았습니다. 11월 19일 광주 기독병원에서 수술을 받고 16일만에 퇴원을 했습니다.

병원에서는 항암제를 12회 맞으라고 했습니다. 그러나 9회까지는 간신히 버틸 수 있었지만 더 이상 인내할 수가 없었습니다.

머리털이 빠지고 기력은 저하되어 차라리 죽는 것이 더 낫다는 생각이 들어 죽는 날만 기다리고 있었습니다.

그러던 중 이웃 사람의 소개로 "음양감식 조절법"을 접하게 되었습니다. "물따로 밥따로"라는 지극히 간단한 원리였지만 막상 실천을 해보니 상상을 초월할 정도로 효과를 있었니다. 그후로 5년이란 세월이 흘렀건만 건강한 몸으로 재발없이 생활하고 있으니 이 얼마나 고마운 일입니까!

❷

유방암과 자궁암

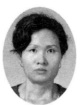

이 희 윤

서울시 중랑구 상봉 1동 234

TEL. (02) 496-6481

제가 원자력병원에서 유방암 수술을 받은 것은 93년 8월이었습니다. 수술 후 항암제 치료를 6개월, 방사선치료를 28회나 받아야 했습니다. 그후 항상 조심스런 마음으로 투병 생활을 하다가 96년 여름에 전신뼈 사진을 촬영했습니다. 그 결과 갈비뼈에 동그란 점이 있다고 하면서 병원에서는 3개월 후에 다시 검사를 하자고 했습니다.

저는 암이 다시 재발되는 것이 아닌가 하는 걱정이 태산같았습니다.

그러다가 우연히 같은 교회 교우로부터 "음양감식 조절"을 해 보라는 권유를 받았습니다. 그 교우는 자궁암으로 고생을 하다가 "음양감식 조절법"으로 정상을 되찾아 건강한 생활을 누리고 있는 중이라고 했습니다. 저는 혹시나 하는 마음으로 96년 8월부터 음양감식 조절을 3개월간 실천한 후에 병원에서 다시 전신뼈 사진을 촬영해 봤습니다. 그 결과 아주 깨끗하다는 판명이 나왔습니다. 용기를 얻은 저는 더욱 열심히 음양감식 조절법을 실천했습니다. 1년에 한번씩 전신촬영을 해 보는데 항상 정상이라고 합니다.

저에게 재생의 기쁨을 주신 교우님과 음양감식 조절법의 창시자 이상문선생님께 다시 한번 감사의 말씀을 전하면서 전국의 모든 암환자들에게 서광이 있기를 바랍니다.

❸

유방암도 낫고 아들까지 낳았습니다

김 도 선

경남 창원시 남양동 우성A. 108-803

TEL. (0551) 82-6042

유방암으로 고생하시는 여러분을 위해서 이 글을 쓸 용기를 냈습니다.

저는 경남 창원시에 살고 있는 40세의 가정주부입니다.

불행히도 93년 5월에 마산 파티마병원에서 유방암수술을 받았습니다. 그러나 결과가 좋지 않아서 93년 6월에 부산 고신 의료원에서 대수술을 받아야 했습니다. 수술 후 6개월간 항암 제치료를 받기까지 했습니다. 그러나 후유증은 정말 형언할 수 없을 정도로 괴롭기만 했습니다. 기운이 착 가라앉아 아무 것도 하고 싶은 의욕이 없어졌습니다. 그러던 중 93년 11월경 "MBC〔아침만들기〕"에서 김옥례씨의 (유방암 체험담)을 보게 되었습니다. "음양감식 조절법"이라 이름붙힌 "물따로 밥따로"의 방법은 정말 신기할 정도로 기적같은 효과를 가져다 준다고 했습니다. 저도 그 말에 용기를 내어 음양감식 조절법을 실천해 보았습니다.

5일~15일이면 효과를 볼 것이라는 창시자 이상문선생님의 말씀대로 1주일정도가 지나자 통증이 가라앉고 머리가 맑아져 생기가 돌았습니다. 보름정도 지나자 입에 침이 돌고 밥맛이 좋아지기 시작했습니다. 용기를 갖고 꾸준히 음양감식 조절을 한 결과 오늘까지 아무런 재발없이 잘 지내고 있습니다.

또 하나 신기한 일은 제가 아들까지 낳았다는 사실입니다. 저는 당시 슬하에 딸 둘밖에 없었기에 아들 하나만 있었으면 하는 바램이 있었습니다. 본래 병원에서는 암이 있는 상태에서 임신을 하면 유전이 될 수 있다고 하면서 아이 갖는 것을 만류했었습니다.

그런데 음양감식 실시 3개월후에 임신이 되었습니다.

이상문선생님과 상의를 했더니 선생님 말씀이 "틀림없이 건강한 아들을 낳을테니 유산시키지 마세요. 축하합니다"고 하시는 것이었습니다. 나중에야 알았지만 음양감식을 철저히 실천하면 자궁이 더워져 임신하면 아들을 출산한다고 합니다.

그후 한달에 한번씩 검진을 해 본 결과 의사선생님은 탯줄이 이렇게 깨끗한 산모는 처음 본다고 했습니다.

만삭이 되어 아기를 낳고 보니 이상문선생님의 말씀대로 건경한 사내아이였습니다. 아들은 지금 건경하게 자라고 있습니다.

 저에게 건강과 아들을 동시에 선사해준 이상문선생님과 MBC〔아침만들기〕 제작진에게 깊은 감사를 드립니다.

유방암

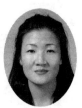

윤 동 순

부산시 강서구 대저1동 1491-45

TEL. (051) 973-8209

저는 부산에 사는 당년 39세의 주부입니다.

95년 6월에 성심병원에서 진단을 받아보니 유방에 생긴 혹이라고 했습니다. 간단한 수술을 받고보니 악성종양이라고 판명됐습니다. 다시 95년 7월에 고신의료원에서 대수술을 받고최고로 강한 항암제를 5회 맞고 보니 그 후유증이 얼마나 심한지 차라리 죽는 게 나을 것 같았습니다. 항암제 투여를 중단하고 있던 중 신문에서 음양감식 조절법으로 암에서 해방되었다는 광고를 보게 됐습니다. 즉시 음양감식 조절법의 창시자이신 이상문선생님을 찾아 뵙고 지도를 받았습니다. 95년11월 2일부터 시작한 음양감식 조절법은 저에게 지금과 같은

건강과 가정의 안녕을 지켜주고 있습니다. 저와 같은 고통을
당하는 모든 분들에게 재생의 기회가 되기를 바라며 이 글을
썼습니다.

갑상선암으로부터 벗어났습니다

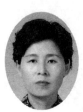

이 다 혜

대구시 달서구 상인동 1401-7

TEL. (053) 633-6344

두 번의 암수술-절망으로 부터의 광명

묵묵히 온갖 역경을 감내해 준 남편과 아이들에게 우선 고맙다는 말을 하고 싶습니다.

저는 대구에 사는 39세의 가정주부입니다. 제가 갑상선암을 선고 받은 것은 87년 8월이었습니다. 대구 동산병원에서 수술을 받을 때만 해도 암에서 해방되는 줄 알았습니다. 다행히 큰 일없이 몇 년을 지낼때까지만 해도 그랬습니다. 그런데 92년 여름에 결국 재발이 되고야 말았습니다. 할 수 없이 같은 병원에서 재수술을 받았는데 대수술이었습니다. 이번에는 폐와 임파선으로 확산이 되었다고 했습니다. 먹는 방사선 약물 요법도 2회 받았는데 1회에 200g, 2회에 150g을 복용했습니다. 저만 따로 격리되어 치료를 받았습니다.

그러나 그 후유증은 말로 표현할 수 없을 만큼 고통스러웠습니다. 지겨운 병마와 계속 투쟁하던 중 93년 11월 MBC〔아침만들기〕에서 대전에 사는 김옥례씨의 유방암 투병체험담을 보게 되었습니다.

거기에는 "밥따로 물따로"라는 "음양감식 조절법"이라는 특이한 식이요법을 통해서 유방암을 완치했다는 내용이었습니다.

저는 눈이 번쩍 떠지는 느낌을 받고 바로 연락을 취해서 94년 1월 1일부터 "음양감식 조절법"을 실천하였습니다. 이상문선생님의 지도에 조금만 이상이 생겨도 일일이 상담을 해가며 실천하다 보니 어느덧 5년이란 세월이 흘렀습니다. 그간 어려운 때도 있었지만 그때마다 이상문선생님의 자상한 지도가 없었다면 지금과 같은 건강과 가정의 행복도 볼 수가 없었을 것입니다.

제 경험으로는 항상 이상문선생님과 상담하고 지도받는 습관이 중요하다고 생각합니다.

저와 같이 암으로 고통받는 사람들에게 조금이나마 힘이 되었으면 좋겠다는 심정으로 이 글을 올립니다.

간암과 유방암에서 해방되었습니다

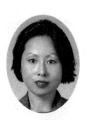

장 숙 희

부산시 해운대구 좌동 1375 경남A. 108-1104

TEL. (051) 731-1863

저는 금년에 42살의 가정주부입니다. 지난 92년도 이른 봄
에 오른 쪽 유방에 메주콩만한 멍울이 만져졌습니다. 동래에
있는 D종합병원을 찾아가 세포검사, X선유방촬영, 초음파 등
3가지 검사를 실시한 결과 양성종양으로 나왔습니다. 그런데
그 다음날부터 팔이 저리고 아파서 서울의 큰 병원을 찾았습
니다. 그곳에선 악성종양이라는 판명이 나왔습니다. 수술을
끝내고, 부산과 서울을 오가며 6개월간 항암치료를 받고 방사
선 치료도 2개월을 받았습니다. 그러나 이틀 뒤에 겨드랑이에
강낭콩만한 멍울이 새로 생겼습니다. 방사선 담당의사는 염증
으로 생긴 종양이라고 하면서, 치료가 끝나도 항상 목과 겨드

랑이에는 종양이 생길 수도 있다고 했습니다.

6개월 후에 종합검사를 받아 본 결과 간으로 종양이 3개나 전이되었습니다. 담당의사의 지시대로 하면 초기암은 90%이상 완치된다고 했건만….

다시 입원할 날짜를 기다리는 동안 저는 생식이란 걸 했습니다. 처음에는 건강이 호전되는 것 같았는데, 2개월이 지나면서 오히려 더 나빠졌습니다. 93년 어느 날 겨울 그날도 녹즙을 갈아먹고 있다가 MBC〔아침마당〕을 보게 됐습니다. 그게 인연이 되어 음양감식 조절법을 실천하게 됐습니다. 창시자이신 이상문선생님의 지도를 받아가며 1개월, 2개월… 지금은 만 5년이 되어갑니다. 지금의 저는 아주 건강하고, 오히려 발병 이전보다 활기찬 생활을 지속하고 있습니다.

녹즙, 신선초, 돌미나리를 갈아먹고 무슨 무슨 유기농법이니, 생수니 하며 비싼 약과 건강식품들에 의지하여 오히려 장에 부담을 줬던 사실이 쓴 웃음이 나옵니다. 아무튼 MBC와 이상문선생님께 다시 한번 감사의 말씀을 드립니다.

❼

자궁암에서 해방되었습니다

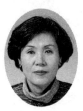

성 수 자

서울시 중랑구 상봉 2동 90-12

TEL. (02) 209-3749

저는 서울시 중랑구 상봉동에 거주하는 53세의 가정주부입니다. 93년 9월에 자궁암이 발생하여 영동 세브란스병원에서 수술을 받았습니다. 그후 방사선치료를 2개월간 받았습니다.

그러나 상태는 호전되지 않고 불안하고 초조함이 더해만 갔습니다. 인생의 허무감만 더욱 쌓여가던 중 93년 11월 15일 MBC〔아침만들기〕을 보게 되었습니다. 그 프로의 주인공은 유방암에 걸려서 병원에서도 포기한 상태였는데 "음양감식 조절법"을 소개받아 열심히 실천한 결과 현재는 건강한 모습으로 살아가고 있노라고 했습니다. 남편까지 출연하여 당시의 긴박감을 설명하며 눈물을 흘리는 것을 보고 저의 상황과 흡사하다고 생각했습니다.

저는 그 방송을 보고 93년 12월 1일부터 본격적인 "음양감식 조절법"을 실천하기 시작했는데 지금 현재까지 아주 건강한 몸으로 살아가고 있습니다.

갈증을 이기는 자신과의 싸움에서 승리한다면 누구든지 저와 같이 재생의 기쁨과 희망을 가질 수 있으리라고 믿습니다.

진심으로 MBC〔아침만들기〕담당자 여러분과 음양감식 조절법의 창시자 이상문 선생님께 깊은 감사를 드립니다.

❽

난소암을 치료했습니다

조 향 자

고양시 일산구 주엽동 강선마을 710-204

TEL. (0344) 912-0156

저는 경기도 일산에서 미용실을 운영하고 있는 당년 45세의 가정주부입니다. 92년 9월 30일경에 제일산부인과에서 ,난소 암으로 진단을 받았습니다.

병원에서 수술을 받고 항암제 1회 방사선으로 8주 치료를 받았지만 기력이 너무 쇠잔했습니다. 몸이 그러니 자연 매사 에 의욕을 잃었습니다. 그러던 중 아는 분으로부터 음양감식 조절에 관한 소개를 받았는데 그분도 암에서 사경을 헤메다가 "음양감식 조절법"으로 간강을 찾았습니다.

"음양감식 조절법"의 창시자이신 이상문 선생님을 찾아 뵙 고 92년 12월 7일부터 지도를 받기 시작했습니다. 그 결과 6

년이 지난 현재까지도 건강한 몸으로 생업에 아무 지장없이 열중하고 있습니다. 항암치료, 방사선치료를 받아야 하는 끔찍한 고통에서 벗어나 급진적인 효과를 안겨 준 "음양감식 조절법"은 저와 같이 병마와 싸우는 모든 분들에게 희망의 등불이 될 것을 믿습니다.

증보판
음양감식 조절법

이상문 지음

발 행 일 | 1판 16쇄 2002년 1월 20일

발 행 처 | 평단문화사
발 행 인 | 최석두
편   집 | 김천미 · 정미정
기   획 | 차우신
디 자 인 | 남혜진 · 최진희
영   업 | 양동귀 · 민경업
관   리 | 정명남 · 김주원

인   쇄 | 한영문화사
제   본 | 정문제책
출   력 | 앤컴

등록번호 | 제1-765호 · 등록일 | 1988년 7월 6일
주   소 | 서울시 마포구 서교동 480-9 원창빌딩 3층
전화번호 | (02)325-8144(代) 팩시밀리 | (02)325-8143
www.pdbook.co.kr   e-mail pyongdan@hanmail.net

ⓒ이상문,2001
저자연락처_서울시 관악구 신림4동 500-1(201호)
TEL(02)861-5851